Sucre X

Guérir Du sucre en éliminant l'addiction

Docteur et nutritionniste Daniele André

"La vraie guérison vient de l'intérieur." – **Hippocrate**

"La nourriture doit être ton médicament et ton médicament doit être ta nourriture." – **Hippocrate**

"Le sucre est le poison le plus puissant de notre époque." - **Robert Lustig**

Sommaire:

Introduction:

Chapitre 1: Comprendre le sucre

Chapitre 2: Les conséquences de l'excès de sucre

Chapitre 3: Le sucre caché

- Exploration des aliments et des produits contenant du sucre ajouté, souvent dissimulé sous des noms différents.

- Comment lire les étiquettes nutritionnelles et repérer les sucres cachés.

- Les pièges marketing et publicitaires liés aux produits sucrés.

Chapitre 4: Le processus de guérison

- L'importance de la prise de conscience et de la motivation pour se libérer de l'addiction au sucre.

- Les étapes à suivre pour réduire progressivement sa consommation de sucre.

- Les alternatives saines et les édulcorants naturels.

Chapitre 5: Rétablir l'équilibre alimentaire

- Les principes d'une alimentation équilibrée et nutritive pour soutenir la guérison.

- Les aliments à privilégier et ceux à éviter dans le cadre d'une réduction du sucre.

- Les astuces pour gérer les envies de sucre et éviter les rechutes.

Chapitre 6: Adopter un mode de vie sain

- L'importance de l'activité physique et de la gestion du stress dans le processus de guérison.

- Les techniques de relaxation et de méditation pour aider à surmonter les envies de sucre.

- Les conseils pour maintenir une bonne hygiène de sommeil et soutenir la santé globale.

Conclusion:

- Récapitulation des étapes clés pour guérir du sucre.

- Encouragement et motivation pour persévérer dans le changement d'habitudes alimentaires.

- Message d'espoir et de bien-être pour une vie sans dépendance au sucre.

1) Présentation de l'auteur et de son parcours dans le domaine de la nutrition et de la santé.

Permettez-moi de me présenter. Je suis un écrivain passionné et engagé dans le domaine de la nutrition et de la santé. Au fil des années, j'ai consacré ma vie à explorer les mécanismes complexes qui entourent notre relation avec la nourriture et, en particulier, avec le sucre.

Mon parcours dans ce domaine a commencé il y a plus de 20 ans, lorsque j'ai moi-même été confronté à des problèmes de dépendance au sucre. Cette expérience personnelle m'a profondément marqué et m'a poussé à entreprendre des recherches approfondies pour comprendre les effets néfastes du sucre sur notre corps et notre bien-être.

Au fil de mes investigations, j'ai découvert les liens étroits entre la consommation excessive de sucre et divers problèmes de santé, tels que l'obésité, le diabète de type 2, les maladies cardiovasculaires et bien d'autres encore. Cette prise de conscience m'a incité à entreprendre un voyage de guérison et de transformation personnelle.

J'ai expérimenté différentes approches, exploré des alternatives saines et testé des stratégies pour me libérer de cette dépendance au sucre. Au fur et à mesure de ma progression, j'ai acquis une compréhension approfondie des mécanismes de l'addiction alimentaire et développé des méthodes pratiques pour aider les autres à guérir également.

Fort de mon expérience personnelle et de mes connaissances approfondies en nutrition et en santé, j'ai décidé de partager mon parcours et mes découvertes à travers ce livre, "Guérir du Sucre". Mon objectif ultime est d'inspirer et de guider les lecteurs vers une vie équilibrée, sans dépendance au sucre, où la vitalité et le bien-être sont au premier plan.

En combinant mes compétences d'écrivain et mon expertise en nutrition, je suis déterminé à fournir des informations claires, des conseils pratiques et des stratégies éprouvées pour aider chacun à se libérer de l'emprise du sucre et à embrasser un mode de vie sain et épanouissant.

J'espère sincèrement que ce livre sera une ressource précieuse pour tous ceux qui cherchent à guérir du sucre, à retrouver leur équilibre et à vivre pleinement.

2) Brève explication de l'importance de traiter le problème de l'addiction au sucre.

L'addiction au sucre est un problème de santé croissant dans nos sociétés modernes. Il est essentiel de comprendre et de traiter cette dépendance pour plusieurs raisons cruciales.

Tout d'abord, le sucre est omniprésent dans notre alimentation contemporaine. J'ai constaté de manière frappante à quel point le sucre est omniprésent dans notre alimentation contemporaine. Il se cache insidieusement dans de nombreux aliments transformés et des boissons sucrées, ce qui rend difficile l'identification et le contrôle de notre consommation de sucre. Cette surconsommation généralisée de sucre a des conséquences néfastes sur notre santé physique et mentale. Cette dissimulation rend difficile l'identification et le contrôle de notre consommation de sucre. Cette situation entraîne une consommation excessive de sucre, ce qui peut avoir de graves répercussions sur notre bien-être.

Le sucre, sous ses formes variées et séduisantes, est devenu omniprésent dans notre société moderne. Il se cache dans des aliments auxquels nous ne nous attendons pas, des sauces aux céréales du petit-déjeuner en passant par les sodas et les friandises. Cette omniprésence rend difficile l'identification et le contrôle de notre consommation de sucre, nous laissant souvent prisonniers de ses effets néfastes.

Imaginez que chaque cuillère à café de sucre que nous consommons quotidiennement est un petit grain qui s'accumule dans notre corps au fil du temps. Ces grains de sucre en excès se transforment en kilos superflus, en problèmes de santé chroniques et en perturbations métaboliques. Ils nous volent notre énergie, dérèglent notre appétit et nous emprisonnent dans un cycle de dépendance difficile à briser.

Mais voici la bonne nouvelle : en prenant conscience de cette réalité et en décidant de guérir du sucre, nous nous lançons dans un voyage de transformation et de renouveau. Nous commençons à comprendre que la libération de l'emprise du sucre est un acte d'amour envers nous-mêmes, une décision audacieuse de prendre le contrôle de notre santé et de notre bien-être.

En traitant l'addiction au sucre, nous ouvrons la porte à une multitude de bienfaits. Nous rétablirons notre équilibre physique en perdant du poids, en stabilisant notre glycémie et en renforçant notre système immunitaire. Nous retrouverons également notre clarté mentale, notre vitalité et notre humeur équilibrée. En somme, nous nous offrirons une seconde chance de vivre pleinement, en harmonie avec notre corps et notre esprit. Imaginez un monde où le sucre n'a plus le pouvoir de nous contrôler. Nous sommes libres de savourer les délices naturels de la vie, de nous émerveiller devant la douceur des fruits frais et de nous régaler de mets délicieux qui nourrissent réellement notre corps. Cette liberté nous permet de reprendre le contrôle de notre alimentation, de faire des choix conscients et de cultiver une relation saine avec la nourriture.

En traitant le problème de l'addiction au sucre, nous nous lançons dans une aventure passionnante et transformatrice. Nous devenons les héros de notre propre histoire, en surmontant les défis, en découvrant de nouvelles saveurs et en retrouvant notre santé optimale.

Alors, prêt à entreprendre ce voyage vers la guérison du sucre ? Embarquons ensemble vers un avenir plus doux, plus équilibré et plus radieux, où nous sommes libres de nous épanouir pleinement, loin des chaînes du sucre.

CHAPITRE I :
Comprendre le sucre

3) Définition du sucre et explication de ses différentes formes.

Lorsqu'on aborde le sujet du sucre, il est essentiel de comprendre sa nature et ses différentes formes. Le sucre, d'un point de vue scientifique, est une substance cristalline soluble présente naturellement dans de nombreux aliments, tels que les fruits et les légumes. Il s'agit d'un glucide, une molécule composée de carbone, d'hydrogène et d'oxygène, qui joue un rôle essentiel dans notre métabolisme énergétique.

Lorsqu'il s'agit de différentes formes de sucre utilisées dans l'industrie alimentaire, il est important de noter qu'elles sont souvent choisies pour leurs propriétés spécifiques, telles que leur pouvoir sucrant, leur texture, leur stabilité ou leur capacité à prolonger la durée de conservation des aliments.

Dans l'industrie alimentaire, il existe différentes formes de sucre qui sont couramment utilisées pour leurs propriétés sucrantes et leurs caractéristiques spécifiques. Voici quelques-unes des formes les plus courantes de sucre utilisées :

- **Sucre blanc granulé** : Également connu sous le nom de sucre cristallisé, le sucre blanc granulé est une forme de sucre largement utilisée dans de nombreuses préparations culinaires et pâtissières. Sa texture granulée et son pouvoir sucrant en font un choix polyvalent pour sucrer les boissons chaudes, les desserts, les confitures, les sauces et bien d'autres produits alimentaires.

- **Sucre en poudre** : Le sucre en poudre, également appelé sucre semoule, se compose de cristaux de sucre plus fins que le sucre granulé. Sa texture fine permet une dissolution rapide, ce qui en fait une option populaire pour les glaçages, les nappages, les crèmes et les desserts nécessitant une consistance lisse.

- **Sucre brun** : Le sucre brun est obtenu à partir de la canne à sucre et présente une teneur en mélasse plus élevée que le sucre blanc. Cette teneur en mélasse lui confère une saveur plus riche et une couleur plus foncée. Le sucre brun est souvent utilisé pour ajouter une touche de caramel et de profondeur de saveur aux pâtisseries, aux sauces barbecue, aux marinades et aux plats sucrés-salés.

- **Sucre glace** : Le sucre glace, également connu sous le nom de sucre en poudre, est finement moulu et mélangé à de l'amidon de maïs pour éviter la formation de grumeaux. Il est couramment utilisé pour saupoudrer les desserts tels que les beignets, les gâteaux et les biscuits. Il est également utilisé pour préparer des glaçages et des crèmes légères, ajoutant ainsi une douceur délicate et une finition décorative.

- **Sirop de maïs** : Le sirop de maïs est fabriqué à partir de l'amidon de maïs et est utilisé comme édulcorant liquide dans l'industrie alimentaire. En raison de sa douceur et de sa capacité à retenir l'humidité, il est souvent utilisé dans les produits de confiserie, les boissons gazeuses, les glaces et les sauces pour améliorer la texture et prolonger la durée de conservation.

- **Sucre de coco** : Le sucre de coco est extrait de la sève des fleurs de cocotier et possède un goût distinctif de caramel. Souvent considéré comme une alternative plus naturelle au sucre raffiné, il est utilisé dans une variété de préparations sucrées telles que les boissons chaudes, les desserts, les smoothies et les produits de boulangerie.

Ces différentes formes de sucre sont souvent utilisées dans l'industrie alimentaire pour leur pouvoir sucrant, leur texture, leur goût et leurs propriétés de conservation. Cependant, il est important de noter que certaines de ces formes de sucres ont des compositions nutritionnelles et des effets métaboliques différents. Voici quelques exemples de formes de sucre et leurs caractéristiques spécifiques :

- **Saccharose** : Le saccharose, également connu sous le nom de sucre de table, est composé de glucose et de fructose liés chimiquement. Il est largement utilisé pour son pouvoir sucrant et est présent dans de nombreux aliments et boissons transformés. Cependant, une consommation excessive de saccharose peut contribuer à des problèmes de santé tels que l'obésité et les maladies cardiovasculaires.

- **Fructose** : Le fructose est un sucre naturellement présent dans les fruits, le miel et certains légumes. Il est plus sucré que le glucose et est souvent utilisé dans les aliments sucrés et les boissons comme édulcorant. Cependant, une consommation excessive de fructose, notamment sous forme d'édulcorants à base de fructose tels que le sirop de maïs à haute teneur en fructose (HFCS), peut contribuer à l'accumulation de graisse abdominale et à des problèmes de santé métabolique.

- **Glucose** : Le glucose est un sucre simple qui constitue la principale source d'énergie pour le corps. Il est utilisé dans l'industrie alimentaire pour sa capacité à fournir une énergie rapide et à améliorer la texture des produits alimentaires. Cependant, une consommation excessive de glucose peut entraîner une élévation rapide de la glycémie et une résistance à l'insuline, ce qui peut contribuer au développement du diabète de type 2.

- Sirop de maïs à haute teneur en fructose (HFCS) : Le sirop de maïs à haute teneur en fructose est un édulcorant liquide couramment utilisé dans l'industrie alimentaire. Il est produit en transformant une partie de l'amidon de maïs en fructose. Le HFCS est souvent utilisé dans les boissons sucrées, les produits de boulangerie et les aliments transformés. Une consommation excessive de HFCS a été associée à un risque accru d'obésité, de résistance à l'insuline et de maladies métaboliques.

Il est important de noter que, bien que ces différentes formes de sucre puissent être utilisées dans l'industrie alimentaire pour des raisons de goût, de texture et de conservation, il est essentiel de maintenir une consommation modérée et équilibrée de sucre dans le cadre d'une alimentation saine. Il est recommandé de privilégier les sucres naturellement présents dans les fruits et les légumes, ainsi que de limiter la consommation d'aliments transformés riches en sucres ajoutés. Une approche équilibrée et consciente de la consommation de sucre est essentielle pour maintenir une santé optimale.

4) Les effets du sucre sur le corps et la santé.

Le sucre peut avoir des effets significatifs sur le corps et la santé lorsqu'il est consommé en excès. Voici quelques-uns des effets négatifs du sucre sur notre organisme les plus connus :

- **Prise de poids** : Une consommation excessive de sucre peut contribuer à la prise de poids et à l'obésité. Lorsque nous consommons du sucre en excès, notre corps le transforme en triglycérides, qui sont stockés sous forme de graisse. Cela peut entraîner une accumulation de graisse corporelle et un gain de poids indésirable.

Prenons l'exemple inventif de Lisa, une jeune femme passionnée de pâtisserie. Elle aime créer des gâteaux et des desserts élaborés, et sa consommation régulière de sucreries lui procure une grande satisfaction. Cependant, Lisa commence à remarquer une prise de poids progressive au fil du temps. Elle réalise que sa consommation élevée de sucre, provenant des ingrédients utilisés dans ses créations, a contribué à son gain de poids. Cet exemple souligne comment une consommation excessive de sucre peut avoir des conséquences néfastes sur la silhouette et la santé.

- **Risque accru de maladies cardiovasculaires** : Une consommation excessive de sucre peut augmenter le risque de développer des maladies cardiovasculaires telles que l'hypertension artérielle, les maladies cardiaques et les accidents vasculaires cérébraux. Lorsque nous consommons du sucre en excès, cela peut conduire à une augmentation de la pression artérielle et à une inflammation dans notre système vasculaire, ce qui peut endommager nos vaisseaux sanguins et augmenter le risque de problèmes cardiaques.

Imaginons le cas de Thomas, un homme d'affaires dynamique qui mène une vie trépidante. Il est souvent confronté au stress et à des délais serrés, ce qui l'amène à se tourner vers des boissons énergisantes et des collations sucrées pour maintenir son niveau d'énergie. Malheureusement, cette habitude lui cause une augmentation de sa pression artérielle et un risque accru de maladies cardiovasculaires. Cet exemple souligne comment la consommation excessive de sucre peut avoir un impact sur la santé cardiaque, en particulier dans des situations de stress et de mode de vie déséquilibré.

- **Risque de diabète de type 2** : Une consommation excessive de sucre, en particulier de sucres ajoutés tels que le saccharose et le sirop de maïs à haute teneur en fructose, peut contribuer au développement du diabète de type 2. Lorsque nous consommons régulièrement des quantités élevées de sucre, cela peut entraîner une résistance à l'insuline, ce qui perturbe la régulation de la glycémie dans notre corps et peut conduire à l'apparition du diabète de type 2

Explorons un aspect moins connu des effets du sucre sur la santé qu'il est important que je mentionne ici :

Le sucre peut également avoir un impact sur la santé oculaire, un aspect souvent méconnu. Une consommation excessive de sucre peut être liée à plusieurs problèmes de vision et de santé oculaire. Voici quelques-uns des effets du sucre sur la vision :

- **Rétinopathie diabétique** : Le diabète de type 2, souvent associé à une consommation excessive de sucre, peut entraîner des complications oculaires, notamment la rétinopathie diabétique. Cette affection affecte les vaisseaux sanguins de la rétine, la partie sensible à la lumière de l'œil. Des taux élevés de sucre dans le sang endommagent les vaisseaux sanguins, ce qui peut entraîner des saignements, des fuites de liquide et une vision floue.

Imaginons le cas de Maxime, un homme atteint de diabète de type 2. En raison de sa consommation excessive de sucre au fil des années, il développe une rétinopathie diabétique. Maxime commence à ressentir des problèmes de vision, tels que des taches floues et une vision déformée. Cet exemple met en évidence comment une consommation excessive de sucre peut avoir un impact sur la santé des yeux, en particulier chez les personnes atteintes de diabète.

- **Cataracte** : La cataracte est une affection courante de l'œil qui entraîne une opacification du cristallin, la lentille naturelle de l'œil. Des études suggèrent qu'une consommation élevée de sucre, en particulier de fructose, peut augmenter le risque de développer une cataracte. Le mécanisme exact n'est pas complètement compris, mais il est possible que des taux élevés de sucre dans le sang contribuent à l'accumulation de produits finaux de glycation avancée (AGE), qui peuvent endommager les protéines du cristallin.

Prenons l'exemple de Marie, une femme d'âge moyen qui a toujours eu une alimentation riche en sucre. Au fil des années, elle développe une cataracte précoce. Marie est confrontée à une vision de plus en plus floue, ce qui affecte sa qualité de vie quotidienne. Cet exemple met en évidence comment une consommation excessive de sucre peut jouer un rôle dans le développement de problèmes oculaires tels que la cataracte.

- **Dégénérescence maculaire liée à l'âge (DMLA)** : La DMLA est une affection dégénérative de la rétine qui peut entraîner une perte de vision centrale. Bien que les mécanismes exacts de la DMLA ne soient pas encore complètement compris, des études ont suggéré que des facteurs tels qu'une alimentation riche en sucre et une inflammation chronique pourraient contribuer au développement de cette maladie.
- **Santé digestive altérée** : Une consommation excessive de sucre peut perturber l'équilibre de la flore intestinale et favoriser la croissance excessive de bactéries nocives dans le système digestif. Cela peut entraîner des problèmes tels que des ballonnements, des troubles intestinaux, une augmentation de la sensibilité alimentaire et une inflammation intestinale.

Imaginons le cas de Paul, un homme actif et en bonne santé, qui a une alimentation riche en sucre ajouté. Il a l'habitude de consommer régulièrement des boissons sucrées, des aliments transformés et des desserts sucrés. Sans le savoir, sa consommation excessive de sucre perturbe l'équilibre délicat de sa flore intestinale.

Le sucre qu'il consomme alimente la croissance excessive de certaines bactéries nocives dans son système digestif. Ces bactéries peuvent produire des composés indésirables et provoquer des déséquilibres dans l'environnement intestinal. Cette perturbation de la flore intestinale peut entraîner des problèmes de santé digestifs.

Paul commence à ressentir des ballonnements fréquents après les repas, accompagnés de gêne et de douleurs abdominales. Il remarque également des troubles intestinaux, tels que des épisodes de diarrhée ou de constipation. Sa sensibilité alimentaire augmente, et des aliments autrefois bien tolérés peuvent maintenant lui causer de l'inconfort digestif.

En outre, la consommation excessive de sucre par Paul favorise l'inflammation dans son système digestif. L'inflammation chronique résultant de cette alimentation déséquilibrée peut provoquer une irritation de la paroi intestinale, conduisant à une inflammation intestinale. Cela peut entraîner des symptômes supplémentaires tels que des douleurs abdominales, une sensibilité accrue aux aliments irritants et une mauvaise absorption des nutriments.

Paul réalise finalement que ses problèmes digestifs sont étroitement liés à sa consommation excessive de sucre. Il décide de faire des changements significatifs dans son alimentation, en réduisant considérablement sa consommation de sucre ajouté. Au fil du temps, en adoptant une alimentation plus équilibrée et en privilégiant les aliments naturels, Paul constate une amélioration de sa santé digestive. Les ballonnements diminuent, les troubles intestinaux se stabilisent et l'inflammation intestinale diminue.

Cet exemple met en lumière l'impact néfaste d'une consommation excessive de sucre sur la santé digestive. En comprenant ces effets, il est essentiel de prendre des mesures pour réduire la consommation de sucre ajouté et d'adopter des choix alimentaires favorables à une flore intestinale saine et à un fonctionnement digestif optimal.

- **Altération de la fonction cognitive** : Des études suggèrent que la consommation régulière de grandes quantités de sucre peut avoir un impact négatif sur la fonction cognitive, y compris la mémoire, l'apprentissage et la concentration. Une consommation excessive de sucre peut également augmenter le risque de développer des troubles cognitifs tels que la démence et la maladie d'Alzheimer.

Imaginons le cas de Lisa, une femme active et intellectuellement engagée, qui a toujours été passionnée par l'apprentissage et la mémoire. Cependant, Lisa a développé une habitude de consommation régulière de grandes quantités de sucre. Elle a une préférence pour les boissons sucrées, les desserts et les collations riches en sucre.

Malheureusement, cette consommation excessive de sucre peut avoir un impact négatif sur sa fonction cognitive. Plusieurs études ont suggéré que le sucre peut affecter la mémoire, l'apprentissage et la concentration. Lorsque nous consommons régulièrement des quantités importantes de sucre, cela peut entraîner des fluctuations rapides de la glycémie, ce qui perturbe l'équilibre de glucose dans le cerveau.

Ces fluctuations de la glycémie peuvent altérer la communication entre les cellules nerveuses du cerveau, ce qui a un effet sur les processus cognitifs. Lisa commence à remarquer des difficultés dans sa capacité à se concentrer et à retenir de nouvelles informations. Elle se sent également moins alerte et plus sujette à des sautes d'humeur.

De plus, la consommation excessive de sucre peut augmenter le risque de développer des troubles cognitifs tels que la démence et la maladie d'Alzheimer. Des études épidémiologiques ont suggéré un lien entre une alimentation riche en sucre et un risque accru de développer ces maladies dégénératives du cerveau. Les mécanismes précis ne sont pas encore entièrement compris, mais il est postulé que des niveaux élevés de sucre peuvent contribuer à l'inflammation chronique et au stress oxydatif dans le cerveau, ce qui favorise le développement de ces pathologies.

Lisa commence à prendre conscience de l'impact potentiel de sa consommation de sucre sur sa fonction cognitive. Elle décide de faire des changements dans son régime alimentaire en réduisant progressivement sa consommation de sucre ajouté et en privilégiant des aliments nutritifs pour le cerveau, tels que des fruits, des légumes et des sources de graisses saines. Au fil du temps, Lisa remarque une amélioration de sa concentration, de sa clarté mentale et de sa mémoire.

Cet exemple met en évidence l'importance de prendre soin de notre fonction cognitive en réduisant la consommation de sucre ajouté. En faisant des choix alimentaires éclairés et en privilégiant une alimentation équilibrée, nous pouvons soutenir notre santé cognitive à long terme et réduire le risque de développer des troubles cognitifs.

- **Vieillissement prématuré de la peau** : Le sucre peut contribuer à un processus appelé glycation, où les molécules de sucre se lient aux protéines dans notre corps, y compris le collagène et l'élastine qui maintiennent la jeunesse et l'élasticité de la peau. Cela peut entraîner la formation de rides, une perte d'élasticité et un vieillissement prématuré de la peau.

Imaginons le cas de Sarah, une femme soucieuse de sa peau et qui souhaite préserver sa jeunesse et son éclat naturels. Cependant, Sarah a développé une habitude de consommation régulière de sucre, incluant des boissons sucrées, des pâtisseries et des aliments transformés riches en sucres ajoutés.

Malheureusement, cette consommation excessive de sucre peut contribuer au processus de glycation, qui affecte la santé et l'apparence de la peau. Lorsque nous consommons du sucre en excès, les molécules de sucre se lient aux protéines présentes dans notre corps, notamment le collagène et l'élastine, qui sont essentiels pour maintenir la jeunesse et l'élasticité de la peau.

Au fil du temps, la glycation provoque la formation de produits finaux de glycation avancée (AGEs) qui altèrent la structure des protéines de la peau, les rendant raides, fragiles et moins élastiques. Cela se traduit par l'apparition de rides, de ridules, d'une perte de fermeté et d'un vieillissement prématuré de la peau.

Sarah commence à remarquer les premiers signes de vieillissement prématuré de sa peau, notamment l'apparition de rides plus marquées et une diminution de l'éclat naturel. Elle se rend compte que sa consommation excessive de sucre pourrait jouer un rôle dans ces changements.

Afin de préserver la jeunesse et la santé de sa peau, Sarah décide de revoir son régime alimentaire en réduisant progressivement sa consommation de sucre ajouté. Elle intègre davantage d'aliments riches en antioxydants tels que les fruits et les légumes, qui aident à neutraliser les dommages causés par les AGEs. De plus, elle s'hydrate régulièrement et applique des soins cutanés adaptés pour soutenir la santé de sa peau.

Au fil du temps, Sarah constate une amélioration de l'apparence de sa peau. Les rides sont moins prononcées, la peau est plus ferme et son éclat naturel est retrouvé.

Cet exemple met en évidence l'importance de réduire la consommation de sucre ajouté pour prévenir le vieillissement prématuré de la peau. En adoptant une alimentation équilibrée, riche en nutriments bénéfiques pour la peau, et en limitant la consommation de sucre, nous pouvons favoriser une peau plus saine, jeune et éclatante, et ralentir les signes du vieillissement prématuré.

Il est important de souligner que ces effets peuvent varier d'une personne à l'autre en fonction de nombreux facteurs, tels que le mode de vie, les prédispositions génétiques et d'autres habitudes alimentaires. Cependant, réduire la consommation de sucre ajouté et maintenir une alimentation équilibrée sont des mesures bénéfiques pour la santé globale de la peau

- **Dysfonctionnement hormonal** : Une consommation excessive de sucre peut perturber l'équilibre hormonal dans le corps. Par exemple, le sucre peut entraîner une augmentation de la production d'insuline, ce qui peut influencer négativement la régulation des hormones sexuelles, telles que l'œstrogène et la testostérone, pouvant conduire à des problèmes de fertilité, des déséquilibres hormonaux et des troubles menstruels.

Imaginons le cas d'Emma, une jeune femme qui mène une vie active et souhaite fonder une famille dans le futur. Cependant, Emma a développé une habitude de consommation régulière de sucre, incluant des boissons sucrées, des desserts et des aliments transformés riches en sucres ajoutés.

Ce que Emma ne sait pas, c'est que sa consommation excessive de sucre peut perturber l'équilibre hormonal dans son corps. Lorsque nous consommons du sucre en excès, cela peut entraîner une augmentation de la production d'insuline, une hormone sécrétée par le pancréas en réponse à la présence de sucre dans le sang.

Cet excès d'insuline dans le corps peut influencer négativement la régulation des hormones sexuelles, telles que l'œstrogène chez les femmes et la testostérone chez les hommes. Une augmentation de l'insuline peut entraîner une diminution de la production d'œstrogène chez les femmes, perturbant ainsi le cycle menstruel et pouvant causer des troubles menstruels tels que des cycles irréguliers, des saignements abondants ou une absence de règles.

Chez les hommes, un déséquilibre hormonal causé par une consommation excessive de sucre peut également entraîner une diminution de la production de testostérone, affectant ainsi la fertilité et la libido.

Emma commence à remarquer des déséquilibres dans son cycle menstruel, avec des saignements abondants et irréguliers. Elle réalise que sa consommation excessive de sucre pourrait jouer un rôle dans ces troubles hormonaux.

Dans le but de rétablir l'équilibre hormonal, Emma décide de réduire sa consommation de sucre ajouté et de privilégier une alimentation équilibrée, riche en nutriments essentiels pour soutenir la santé hormonale. Elle intègre également des aliments riches en fibres, en protéines et en graisses saines pour stabiliser sa glycémie et réduire la production excessive d'insuline.

Au fil du temps, Emma remarque des améliorations dans son cycle menstruel, avec des périodes plus régulières et des symptômes menstruels moins prononcés. Elle se sent également plus équilibrée sur le plan hormonal et constate une amélioration de sa fertilité.

Cet exemple met en évidence l'impact d'une consommation excessive de sucre sur le fonctionnement hormonal et la fertilité. En réduisant la consommation de sucre ajouté et en adoptant une alimentation équilibrée, il est possible de soutenir la santé hormonale, de prévenir les troubles menstruels et de favoriser une fertilité optimale.

Il est important de souligner que ces effets peuvent varier d'une personne à l'autre en fonction de nombreux facteurs, tels que le mode de vie, les prédispositions génétiques et d'autres habitudes alimentaires. Cependant, maintenir un équilibre hormonal optimal est essentiel pour la santé reproductive et globale de l'organisme.

- **Inflammation chronique** : La consommation régulière de sucre peut contribuer à l'inflammation chronique dans le corps. L'inflammation est liée à de nombreux problèmes de santé, tels que les maladies cardiaques, le diabète de type 2, les maladies auto-immunes et certains types de cancer.

Prenons l'exemple de Marc, un homme dynamique et engagé dans sa carrière. Marc mène une vie trépidante, jonglant entre des réunions stressantes et des délais serrés. Pour faire face à cette pression constante, il a développé une habitude quotidienne réconfortante : une tasse de café sucrée accompagnée d'une barre chocolatée.

Cependant, malgré sa routine bien ancrée, Marc commence à ressentir les effets néfastes de sa consommation régulière de sucre. Il se retrouve souvent fatigué, sujet à des sautes d'humeur et même à des douleurs articulaires. Intrigué, il décide de se pencher sur les possibles causes de ces symptômes.

Marc découvre alors que sa consommation excessive de sucre peut être à l'origine de son état de santé actuel. En effet, la consommation régulière de sucre peut déclencher une réponse inflammatoire dans le corps.

Lorsque nous consommons du sucre en excès, cela peut provoquer une augmentation de la production de cytokines pro-inflammatoires, qui sont des molécules impliquées dans la réponse inflammatoire du corps. Cette inflammation chronique peut alors progressivement s'installer et contribuer au développement de divers problèmes de santé.

Dans le cas de Marc, son régime riche en sucre a pu favoriser l'inflammation chronique, ce qui a eu un impact sur plusieurs aspects de sa santé. L'inflammation peut endommager les parois des vaisseaux sanguins et contribuer au développement de maladies cardiaques. De plus, l'inflammation chronique peut interférer avec la régulation de la glycémie, augmentant ainsi le risque de développer un diabète de type 2. Elle peut également perturber le système immunitaire, favorisant ainsi le développement de maladies auto-immunes. Enfin, l'inflammation chronique est également associée à l'apparition de certains types de cancer.

Comprenant les implications de sa consommation excessive de sucre, Marc décide de revoir son alimentation. Il opte pour des aliments moins transformés, riches en nutriments et pauvres en sucres ajoutés. Il privilégie les fruits frais comme collation et remplace ses boissons sucrées par des options plus saines, comme de l'eau infusée de fruits.

Au fil du temps, Marc remarque une amélioration de son état de santé général. Il ressent moins de fatigue, ses douleurs articulaires diminuent et il retrouve une meilleure humeur. Il réalise que la réduction de sa consommation de sucre a permis de réduire l'inflammation chronique dans son corps, contribuant ainsi à son bien-être global.

Cet exemple montre comment la consommation régulière de sucre peut favoriser l'inflammation chronique dans le corps, avec des conséquences néfastes pour la santé. Il souligne également l'importance d'adopter des choix alimentaires équilibrés pour réduire l'inflammation et préserver la santé à long terme.

Il est essentiel de comprendre que chaque individu peut réagir différemment à la consommation de sucre et à l'inflammation. Certains peuvent être plus sensibles aux effets inflammatoires du sucre, tandis que d'autres peuvent être plus résilients. Il est donc crucial d'adopter une approche personnalisée en matière de nutrition et d'observer attentivement les réactions de notre corps à certains aliments.

En se concentrant sur une alimentation équilibrée, riche en fruits, légumes, protéines de qualité et graisses saines, il est possible de réduire significativement l'inflammation dans le corps. L'intégration d'aliments anti-inflammatoires tels que les baies, les légumes-feuilles, les poissons gras riches en oméga-3 et les épices comme le curcuma peut également aider à contrer les effets néfastes de la consommation excessive de sucre.

En se concentrant sur une alimentation équilibrée, riche en fruits, légumes, protéines de qualité et graisses saines, il est possible de réduire significativement l'inflammation dans le corps. L'intégration d'aliments anti-inflammatoires tels que les baies, les légumes-feuilles, les poissons gras riches en oméga-3 et les épices comme le curcuma peut également aider à contrer les effets néfastes de la consommation excessive de sucre.

De plus, adopter un mode de vie sain comprenant une activité physique régulière, une gestion du stress et un sommeil de qualité contribue à réduire l'inflammation globale dans le corps.

Il est également essentiel de consulter un professionnel de la santé, comme un nutritionniste ou un médecin, pour obtenir des conseils personnalisés en fonction de vos besoins et de votre santé spécifique. Ils pourront vous guider dans l'élaboration d'un plan alimentaire adapté et vous aider à prendre les mesures nécessaires pour réduire l'inflammation et préserver votre bien-être.

En conclusion, la consommation régulière de sucre peut contribuer à l'inflammation chronique dans le corps, ce qui est associé à divers problèmes de santé. En comprenant les effets néfastes du sucre sur l'inflammation, il devient crucial d'adopter une approche équilibrée en matière de nutrition et de favoriser des choix alimentaires sains. En prenant soin de notre corps de manière individuelle, nous pouvons réduire l'inflammation et préserver notre santé à long terme.

5) Exploration des mécanismes d'addiction au sucre et de la dépendance alimentaire.

L'exploration des mécanismes d'addiction au sucre et de la dépendance alimentaire nous permet de mieux comprendre pourquoi il peut être si difficile pour certaines personnes de réduire leur consommation de sucre.

Tout d'abord, il est important de savoir que le sucre active les mêmes zones du cerveau que certaines substances addictives, telles que la cocaïne ou l'alcool. Lorsque nous consommons du sucre, notre cerveau libère de la dopamine, un neurotransmetteur associé au plaisir et à la récompense. Cette libération de dopamine crée une sensation de satisfaction et de bien-être, ce qui peut conduire à un comportement de recherche de plaisir et à une envie de consommer davantage de sucre.

Il est fascinant de constater que le sucre, bien qu'il soit une substance courante dans notre alimentation quotidienne, peut déclencher des réactions similaires à celles des substances addictives les plus puissantes. Lorsque nous consommons du sucre, notre cerveau reconnaît cette sensation agréable et réagit en libérant de la dopamine, un neurotransmetteur clé associé au plaisir et à la récompense.

La libération de dopamine crée une sensation de satisfaction et de bien-être, formant ainsi une association entre la consommation de sucre et le sentiment de plaisir. Cela peut entraîner un comportement de recherche de plaisir, où notre cerveau nous pousse à consommer davantage de sucre pour retrouver cette sensation agréable. Ce mécanisme peut créer un cercle vicieux, où nous sommes constamment à la recherche de notre prochaine "dose" de sucre pour maintenir ce sentiment de satisfaction.

De plus, des études ont montré que la consommation répétée de sucre peut entraîner une tolérance, ce qui signifie que nous avons besoin de quantités croissantes de sucre pour ressentir le même niveau de plaisir qu'auparavant. Cela peut conduire à une consommation excessive de sucre pour combler ce besoin accru de stimulation dopamine.

L'envie de consommer davantage de sucre peut également être influencée par des facteurs environnementaux et psychologiques. Les publicités, la disponibilité abondante d'aliments sucrés et les habitudes de consommation acquises depuis l'enfance peuvent renforcer cette dépendance. De plus, certaines personnes peuvent utiliser le sucre comme moyen de faire face au stress, aux émotions négatives ou à l'ennui, ce qui renforce la relation entre le sucre et le soulagement émotionnel.

Comprendre que le sucre peut activer les mêmes zones du cerveau que les substances addictives nous aide à prendre conscience des mécanismes sous-jacents à notre attirance pour le sucre et à la difficulté à résister à ses effets. Cela peut également nous encourager à adopter une approche plus compatissante et compréhensive envers ceux qui luttent contre une dépendance au sucre, en reconnaissant que cette dépendance n'est pas simplement une question de volonté ou de maîtrise de soi.

En développant une plus grande conscience de notre propre relation avec le sucre et en identifiant les déclencheurs émotionnels et environnementaux qui peuvent favoriser une consommation excessive, nous pouvons commencer à mettre en place des stratégies pour réduire notre dépendance et retrouver un équilibre alimentaire plus sain. Cela peut impliquer de remplacer progressivement les aliments riches en sucre par des alternatives plus saines, d'adopter des techniques de gestion du stress et des émotions, et de chercher un soutien social ou professionnel si nécessaire.

De plus, il est intéressant de noter que certaines personnes peuvent être génétiquement prédisposées à développer une dépendance au sucre. Des études ont révélé des variations dans les gènes qui sont liés aux récepteurs de la dopamine et à la régulation de l'appétit, ce qui peut avoir un impact sur notre sensibilité au sucre et notre propension à en consommer de manière excessive.

Les récepteurs de la dopamine sont des protéines situées à la surface des cellules nerveuses, responsables de la transmission des signaux de la dopamine dans le cerveau. Des variations génétiques dans ces récepteurs peuvent influencer la façon dont notre cerveau réagit à la dopamine libérée lors de la consommation de sucre. Certaines personnes peuvent avoir des récepteurs plus sensibles, ce qui signifie qu'elles ressentent un plus grand plaisir et une plus grande récompense lorsqu'elles consomment du sucre. Cette réponse accrue peut conduire à une recherche plus intense de sucre et à une plus grande vulnérabilité à développer une dépendance.

De plus, les variations génétiques liées à la régulation de l'appétit peuvent également jouer un rôle dans la dépendance au sucre. Certains gènes sont responsables de la production de certaines hormones qui régulent la faim et la satiété. Des altérations génétiques dans ces mécanismes peuvent perturber l'équilibre de l'appétit, ce qui peut entraîner des fringales plus fréquentes et une plus grande préférence pour les aliments riches en sucre.

Il convient de souligner que la génétique n'est qu'un facteur parmi tant d'autres qui influencent la dépendance au sucre. Des facteurs environnementaux, tels que l'exposition précoce au sucre, les habitudes alimentaires acquises et les influences culturelles, jouent également un rôle essentiel. De plus, la génétique ne détermine pas à elle seule notre destinée, car nos comportements et nos choix alimentaires peuvent toujours être modifiés.

Comprendre cette composante génétique de la dépendance au sucre nous permet d'aborder cette question avec davantage d'empathie et de compassion. Certaines personnes peuvent éprouver plus de difficultés à contrôler leur consommation de sucre en raison de facteurs biologiques qui les rendent plus sensibles à ses effets addictifs. Cela souligne l'importance d'adopter une approche holistique qui intègre des stratégies personnalisées, allant de l'éducation sur la nutrition à la gestion des émotions et des comportements alimentaires

En fin de compte, la dépendance au sucre est un sujet complexe et multifactoriel, impliquant à la fois des mécanismes neurochimiques, des influences génétiques et des facteurs environnementaux. En reconnaissant ces différents éléments, nous pouvons mieux comprendre les défis auxquels sont confrontées certaines personnes et travailler ensemble pour promouvoir des choix alimentaires équilibrés et sains.

La dépendance au sucre est un phénomène complexe qui peut être renforcé par des facteurs environnementaux et émotionnels. Les aliments riches en sucre ont souvent une connotation émotionnelle et sont associés à des moments de réconfort, de célébration ou de plaisir. Ces associations entre le sucre et nos émotions créent des liens puissants qui peuvent renforcer la dépendance.

Imaginez un instant une soirée de fête où des pâtisseries délicieusement sucrées trônent sur la table, attendant d'être savourées. Chacune de ces bouchées sucrées évoque des souvenirs de moments heureux et de partage. Les émotions positives qui accompagnent la consommation de sucre, comme la joie et l'excitation, sont profondément ancrées dans notre psyché.

En outre, notre environnement joue un rôle majeur dans le renforcement de la dépendance au sucre. Les publicités mettant en valeur des aliments sucrés abondent, nous incitant à céder à nos envies les plus irrésistibles. Les emballages colorés et attrayants des sucreries nous appellent depuis les rayons des supermarchés, tandis que les enseignes lumineuses des fast-foods clignotent avec des offres alléchantes de desserts sucrés.

La disponibilité omniprésente d'aliments sucrés dans notre environnement quotidien est un autre facteur qui contribue à renforcer cette dépendance. Que ce soit au travail, à l'école ou dans les lieux publics, il est difficile d'échapper aux tentations sucrées qui nous entourent. Les distributeurs automatiques regorgent de friandises sucrées, les cafés proposent des boissons chargées en sucre, et les restaurants offrent des desserts à la carte qui semblent tout droit sortis d'un conte de fées.

Cette surabondance de stimuli sucrés crée un environnement propice au développement et au maintien de la dépendance au sucre. Les signaux visuels et olfactifs nous poussent à satisfaire nos envies de sucre, et le cycle de la dépendance continue ainsi.

Il est essentiel de reconnaître l'impact des facteurs environnementaux et émotionnels dans la dépendance au sucre afin de trouver des stratégies efficaces pour la surmonter. La conscientisation de ces influences nous permet de faire des choix plus éclairés et de développer des compétences émotionnelles pour faire face aux envies de sucre.

En somme, la dépendance au sucre est alimentée par des associations émotionnelles positives et par un environnement qui nous pousse constamment vers des choix sucrés. Pour briser ce cercle vicieux, il est important de prendre conscience de ces facteurs et d'adopter une approche holistique qui intègre des techniques de gestion des émotions, une éducation nutritionnelle et une modification de notre environnement alimentaire. En équilibrant nos émotions et en faisant des choix alimentaires plus conscients, nous pouvons progressivement libérer notre dépendance au sucre et retrouver une relation saine avec celle-ci.

La dépendance au sucre peut avoir des conséquences néfastes sur notre santé physique et mentale. L'une des conséquences physiques les plus préoccupantes est la perturbation du métabolisme. Une consommation excessive de sucre peut entraîner une résistance à l'insuline, ce qui peut augmenter le risque de développer un diabète de type 2. De plus, des études ont montré que le sucre peut contribuer à l'accumulation de graisse viscérale, qui est associée à un risque accru de maladies cardiaques.

Au-delà des problèmes de poids et de métabolisme, le sucre peut également nuire à notre santé dentaire. Les sucres ajoutés favorisent la prolifération des bactéries responsables des caries dentaires. Une consommation excessive de sucre peut donc entraîner des problèmes dentaires tels que des caries, des infections et une détérioration de l'émail des dents.

Sur le plan mental, le sucre peut affecter notre humeur et notre bien-être émotionnel. Les sucres rapides présents dans les aliments sucrés peuvent provoquer des pics de glucose dans le sang, suivis de chutes brutales. Ces fluctuations de la glycémie peuvent entraîner des sautes d'humeur, de l'irritabilité et une sensation de fatigue. De plus, certaines recherches suggèrent que le sucre peut jouer un rôle dans le développement de troubles mentaux tels que la dépression et l'anxiété.

La dépendance au sucre peut également entraîner un cycle de dépendance alimentaire. Lorsque nous consommons des aliments riches en sucre, notre corps libère de la dopamine, un neurotransmetteur lié au plaisir. Cela crée une sensation de récompense et de satisfaction qui peut conduire à des envies récurrentes de sucre. La recherche montre que la consommation de sucre peut activer les mêmes zones du cerveau que les substances addictives, renforçant ainsi le potentiel de dépendance.

Cependant, il est important de noter que nous avons le pouvoir de reprendre le contrôle de notre consommation de sucre et de favoriser une meilleure santé. En prenant conscience des conséquences néfastes du sucre, nous pouvons progressivement réduire notre consommation et adopter des choix alimentaires plus sains.

En remplaçant les aliments riches en sucre par des alternatives nutritives, comme des fruits frais, des légumes, des protéines maigres et des grains entiers, nous pouvons nourrir notre corps avec des nutriments essentiels et maintenir un équilibre énergétique stable.

De plus, l'adoption de stratégies pour faire face aux envies de sucre, telles que la distraction, l'activité physique et la gestion du stress, peut nous aider à prévenir les rechutes et à maintenir notre engagement envers une alimentation équilibrée.

Rappelez-vous que chaque petit pas compte dans la réduction de votre consommation de sucre. Chaque choix conscient que vous faites en faveur de votre santé est un pas vers une vie plus épanouissante, équilibrée et pleine de vitalité. En choisissant de réduire votre dépendance au sucre, vous ouvrez la voie à une meilleure qualité de vie, où vous pouvez profiter pleinement de votre énergie, de votre clarté mentale et de votre bien-être émotionnel.

La prise de conscience des mécanismes d'addiction au sucre et de la dépendance alimentaire nous ouvre les portes d'une approche holistique pour aborder cette problématique avec succès. Comprendre les mécanismes qui nous poussent à céder aux envies de sucre est essentiel pour mettre en place des stratégies efficaces de changement.

Une des premières étapes consiste à modifier nos habitudes alimentaires. Cela ne signifie pas de se priver de tout plaisir, mais plutôt de trouver un équilibre entre satisfaction et santé. Il est important d'adopter une alimentation équilibrée, riche en nutriments essentiels, en favorisant les aliments naturels et non transformés. En faisant cela, nous pouvons réduire les fringales et les envies de sucre qui découlent souvent de carences nutritionnelles.

Il est également crucial de rechercher d'autres sources de plaisir et de réconfort dans notre vie quotidienne. Le sucre peut souvent être utilisé comme une échappatoire émotionnelle, mais il existe de nombreuses autres activités qui peuvent nous apporter satisfaction et réconfort, comme pratiquer une activité physique que nous apprécions, passer du temps avec nos proches, pratiquer des hobbies créatifs, ou encore se plonger dans des livres ou des films inspirants. En développant ces sources alternatives de plaisir, nous réduisons notre dépendance au sucre et élargissons notre palette d'expériences positives.

La gestion du stress et des émotions joue également un rôle clé dans la démarche de se libérer de la dépendance au sucre. Souvent, nous avons tendance à utiliser le sucre comme un moyen de faire face aux pressions et aux tensions de la vie quotidienne. Apprendre des techniques de gestion du stress, comme la méditation, la respiration profonde ou la pratique de la gratitude, nous permet de mieux gérer nos émotions sans recourir systématiquement au sucre. En cultivant un état d'esprit calme et équilibré, nous réduisons les besoins de nous réfugier dans des aliments sucrés pour apaiser nos émotions.

Enfin, il est important de souligner que la recherche de soutien professionnel peut être bénéfique pour certains individus. Si la dépendance au sucre est profondément ancrée dans nos habitudes et qu'elle a des conséquences significatives sur notre santé, il peut être utile de consulter un professionnel de la santé ou un nutritionniste spécialisé dans les troubles alimentaires. Ils peuvent nous aider à identifier les facteurs sous-jacents de notre dépendance et à développer un plan d'action personnalisé pour se libérer de cette emprise.

Briser le cercle de la dépendance au sucre nécessite une approche holistique et personnalisée. En modifiant nos habitudes alimentaires, en recherchant d'autres sources de plaisir, en gérant notre stress et nos émotions, et en recherchant un soutien professionnel si nécessaire, nous pouvons progressivement nous libérer de cette dépendance néfaste. Chaque pas que nous faisons dans cette direction est une victoire vers une vie plus saine, épanouissante et pleine de bien-être.

La prise de conscience des mécanismes d'addiction au sucre et de la dépendance alimentaire est une clé fondamentale pour rétablir notre équilibre et retrouver une relation saine avec la nourriture. Cela nous permet de comprendre que notre relation avec le sucre ne se résume pas à une simple affaire de volonté ou de discipline, mais qu'elle est influencée par des facteurs biologiques, psychologiques et environnementaux.

En prenant conscience de ces mécanismes, nous pouvons entamer un voyage de transformation et de guérison. Nous pouvons commencer par examiner nos habitudes alimentaires et identifier les sources de sucre ajouté dans notre alimentation. Cela nous permet de prendre des décisions éclairées et de réduire progressivement notre consommation de sucre.

Mais la prise de conscience ne s'arrête pas là. Elle nous invite également à explorer nos émotions, nos schémas de pensée et nos comportements autour de la nourriture. Nous pouvons nous interroger sur les raisons pour lesquelles nous nous tournons vers le sucre lorsque nous sommes stressés, tristes ou ennuyés. Est-ce une véritable faim physique ou une tentative de combler un vide émotionnel ? En comprenant ces motivations profondes, nous pouvons commencer à développer des stratégies alternatives pour répondre à nos besoins émotionnels, comme pratiquer des activités qui nous procurent du bien-être, chercher le soutien de nos proches ou nous engager dans des pratiques de gestion du stress telles que la méditation ou le yoga.

La prise de conscience des mécanismes d'addiction au sucre et de la dépendance alimentaire nous ouvre également les yeux sur les pièges de notre environnement. Nous sommes constamment exposés à des publicités et à des produits alimentaires hautement transformés, riches en sucre et en additifs. En comprenant comment les entreprises alimentaires utilisent des stratégies de marketing pour nous inciter à consommer davantage de sucre, nous pouvons être plus vigilants dans nos choix alimentaires et rechercher des alternatives plus saines et naturelles.

Enfin, la prise de conscience nous amène à nous entourer de soutien. Que ce soit en rejoignant des groupes de soutien, en consultant un professionnel de la santé spécialisé en nutrition ou en partageant notre expérience avec des amis et des proches, le soutien social joue un rôle crucial dans notre processus de guérison. Nous pouvons puiser dans la force et l'encouragement des autres pour persévérer dans nos efforts et maintenir une alimentation équilibrée.

La prise de conscience est un premier pas vers la liberté vis-à-vis du sucre. C'est un acte d'amour envers soi-même, car cela signifie reconnaître notre valeur et notre désir de vivre une vie épanouissante et en bonne santé. Alors, engageons-nous dans ce voyage de prise de conscience, de transformation et de guérison. Chaque petit pas compte, et chaque jour nous rapproche d'une relation équilibrée et harmonieuse avec la nourriture, où nous pouvons nous nourrir de manière nourrissante, sans être esclaves de l'addiction au sucre.

Lorsque nous prenons conscience des mécanismes d'addiction au sucre et de la dépendance alimentaire, nous réalisons que nous ne sommes pas seuls dans ce combat. De nombreuses personnes traversent les mêmes défis et cherchent à retrouver un équilibre alimentaire plus sain.

En comprenant les facteurs qui contribuent à notre dépendance au sucre, tels que les habitudes acquises, les influences culturelles et les mécanismes de récompense dans notre cerveau, nous pouvons commencer à remettre en question nos comportements alimentaires et à envisager de nouvelles approches.

Il est important de se rappeler que le chemin vers une vie sans dépendance au sucre n'est pas une course effrénée, mais plutôt un voyage personnel de découverte et d'exploration. Chaque étape que nous franchissons, chaque choix conscient que nous faisons, nous rapproche un peu plus de notre objectif.

Parfois, il peut sembler décourageant de faire face aux envies de sucre et aux habitudes ancrées, mais rappelez-vous que chaque petit pas compte. Chaque fois que nous choisissons une alternative plus saine, chaque fois que nous prenons le temps de comprendre nos motivations et nos émotions derrière notre consommation de sucre, nous renforçons notre capacité à prendre le contrôle de notre relation avec la nourriture.

Soyez patient avec vous-même et n'oubliez pas que chaque jour est une nouvelle opportunité pour réévaluer et ajuster vos choix. Cultivez un environnement positif et encourageant, entourez-vous de personnes qui vous soutiennent dans votre cheminement vers une vie équilibrée.

Et surtout, gardez en tête que cette quête d'une vie sans dépendance au sucre ne se limite pas seulement à la nourriture. C'est un voyage qui impacte tous les aspects de notre bien-être - notre corps, notre esprit et notre âme. En adoptant une approche holistique, en prenant soin de notre corps avec une alimentation équilibrée, en nourrissant notre esprit avec des pensées positives et en cultivant notre âme avec des activités qui nous apportent de la joie, nous créons un terrain fertile pour la guérison et le bien-être global.

Alors, que cette réflexion vous inspire à continuer à explorer et à avancer sur votre chemin vers une vie sans dépendance au sucre. Sachez que vous êtes capable de transformer vos habitudes, de prendre le contrôle de votre santé et de créer une vie épanouissante, remplie de vitalité et de bonheur.

CHAPITRE II :
Les conséquences de l'excès de sucre

6) Les maladies liées à la consommation excessive de sucre (obésité, diabète de type 2, maladies cardiovasculaires, etc.).

L'excès de sucre dans notre alimentation peut entraîner des conséquences graves sur notre santé, contribuant au développement de diverses maladies. Ces maladies sont souvent le résultat d'une consommation excessive de sucre sur une longue période, ce qui met notre corps sous pression et perturbe son fonctionnement normal.

L'excès de sucre dans notre alimentation nous entraîne dans un voyage troublant à travers les méandres des maladies liées à cette surconsommation. Tel un guide impromptu, je vous invite à explorer des perspectives inattendues et à réfléchir différemment aux conséquences de notre relation tumultueuse avec le sucre.

Loin de se limiter à la simple prise de poids, l'excès de sucre agit comme un maestro malveillant, orchestrant une symphonie de maladies qui bouleversent notre équilibre corporel. Bien sûr, l'obésité occupe une place centrale dans cette mélodie macabre. Les aliments sucrés, déguisés en douceurs innocentes, nous séduisent avec leurs arômes enivrants et leurs saveurs sucrées. Mais derrière ce masque sucré se cache une réalité plus sombre : la surcharge calorique. Les calories superflues se faufilent furtivement dans nos cellules adipeuses, transformant nos corps en épicentres de l'excès et de la démesure.

Cependant, au-delà de l'apparence physique, le sucre déploie ses tentacules dans des domaines insoupçonnés de notre santé. En pénétrant dans les recoins les plus intimes de notre physiologie, il peut ouvrir la voie à des maladies sournoises. Le diabète de type 2, une de ces créatures sinistres, émerge des profondeurs de l'insulinorésistance. Notre corps, submergé par un flot incessant de sucre, lutte pour réguler le niveau de glucose dans notre sang. Les cellules deviennent récalcitrantes, indifférentes aux appels désespérés de l'insuline. Ainsi, une danse dangereuse s'engage, menant au développement du diabète de type 2 et à une perturbation du fragile équilibre métabolique.

Un autre acteur malveillant entre en scène : les maladies cardiovasculaires. Les artères, jadis des voies de circulation paisibles, se transforment en terrains accidentés et étroits sous l'emprise du sucre. Il s'infiltre insidieusement, favorisant la formation de plaques d'athérosclérose qui entravent la circulation sanguine. Les battements de notre cœur se font plus laborieux, les risques d'hypertension artérielle et d'accidents vasculaires cérébraux se profilent à l'horizon. Le sucre, tel un voleur de paix intérieure, dérobe notre quiétude cardiaque.

Mais les conséquences de l'excès de sucre ne se limitent pas à ces maladies bien connues. De nouvelles réflexions suggèrent une influence plus vaste et insoupçonnée. Une toile complexe se tisse, reliant le sucre à des réalités médicales émergentes. Les chercheurs explorent les liens troublants entre le sucre et le cancer, où les cellules malignes semblent se nourrir de douceurs trompeuses. Les maladies du foie, autrefois associées principalement à l'alcoolisme, se trouvent maintenant liées à la consommation excessive de sucre. En effet, le sucre en excès peut entraîner une accumulation de graisse dans le foie, provoquant une stéatose hépatique non alcoolique. Cette condition insidieuse, souvent asymptomatique dans ses premiers stades, peut évoluer vers une inflammation chronique, une fibrose et finalement une cirrhose du foie. Le sucre, ce doux tentateur, se révèle être un ennemi sournois pour notre précieux organe de détoxification.

En explorant ces perspectives inattendues, nous sommes confrontés à une réalité troublante : notre relation avec le sucre va bien au-delà des plaisirs fugaces qu'il nous procure. Au-delà des douceurs sucrées se cachent les ravages silencieux de maladies insidieuses, qui s'immiscent dans les moindres recoins de notre corps.

Il est temps de repenser notre rapport au sucre, de faire preuve de discernement et de modération. Apprécions les plaisirs sucrés avec conscience, tout en nourrissant notre corps avec des choix équilibrés. C'est en prenant conscience des conséquences de l'excès de sucre, en embrassant une alimentation saine et en faisant preuve de résilience face aux tentations sucrées que nous pourrons préserver notre santé et vivre une vie épanouissante, loin des méandres sombres des maladies liées à cette surconsommation.

7) Les troubles métaboliques et hormonaux associés à une alimentation riche en sucre.

Dans l'univers complexe du métabolisme et des hormones, l'influence d'une alimentation riche en sucre est semblable à une symphonie dissonante jouée par des musiciens indisciplinés. Les troubles métaboliques et hormonaux qui en découlent créent un chaos insoupçonné dans notre corps, bouleversant l'harmonie délicate de nos systèmes internes.

Imaginez notre organisme comme une horloge parfaitement réglée, où chaque hormone joue un rôle précis pour maintenir l'équilibre. Cependant, l'introduction excessive de sucre dans notre alimentation agit comme une horde de rebelles, perturbant la synchronisation méticuleuse de nos hormones et jetant le désordre dans le mécanisme bien huilé.

Dans cette cacophonie sucrée qui caractérise souvent notre alimentation moderne, il est essentiel de prendre conscience des troubles métaboliques qui en découlent. Notre corps, conçu pour fonctionner de manière harmonieuse, est perturbé par l'afflux constant de sucre dans notre alimentation

L'insuline, cette précieuse hormone qui devrait réguler la glycémie et guider le glucose vers nos cellules, est dépassée par la quantité de sucre à laquelle elle est confrontée. Elle se bat pour maintenir l'équilibre, mais finit par perdre sa capacité à accomplir son rôle avec efficacité. La résistance à l'insuline s'installe progressivement, et les portes qui devraient s'ouvrir pour accueillir le sucre deviennent de plus en plus réticentes à le laisser entrer.

Cette bataille interne a des répercussions majeures sur notre santé métabolique. La résistance à l'insuline peut entraîner une augmentation de la glycémie, mettant ainsi en péril notre équilibre glycémique et favorisant le développement du diabète de type 2. De plus, cette perturbation hormonale peut perturber notre équilibre lipidique, entraînant une élévation des triglycérides et une diminution du bon cholestérol.

Mais les conséquences ne s'arrêtent pas là. Cette cacophonie sucrée perturbe également notre système cardiovasculaire. Les vaisseaux sanguins subissent des dommages causés par des niveaux élevés de sucre dans le sang, augmentant ainsi le risque de maladies cardiaques et d'accidents vasculaires cérébraux.

Face à ces réalités, il est crucial de prendre conscience de l'impact que notre consommation de sucre peut avoir sur notre santé métabolique. En comprenant les mécanismes sous-jacents à ces troubles métaboliques, nous sommes en mesure d'adopter une approche plus éclairée et proactive pour réduire notre consommation de sucre et rétablir l'équilibre dans notre corps.

Cela implique de faire des choix conscients dans notre alimentation, en privilégiant des aliments naturels et non transformés. Cela signifie également trouver d'autres sources de plaisir et de réconfort en dehors du sucre, en explorant de nouvelles saveurs et textures, et en s'ouvrant à une variété d'aliments sains et nourrissants.

De plus, la gestion du stress et des émotions joue un rôle crucial dans la restauration de notre équilibre métabolique. En trouvant des techniques de relaxation et de gestion du stress qui fonctionnent pour nous, nous pouvons réduire notre besoin de chercher du réconfort dans les aliments sucrés.

En fin de compte, il est essentiel de prendre conscience des troubles métaboliques liés à la consommation excessive de sucre.

Dans ce grand ballet des hormones, le sucre joue un rôle perturbateur qui peut avoir des conséquences néfastes sur notre équilibre hormonal. Lorsque nous consommons des quantités excessives de sucre, notre corps est confronté à un défi de taille pour maintenir son équilibre interne.

L'insuline, l'hormone clé de la régulation du sucre dans le sang, fait de son mieux pour contrôler les niveaux de glucose. Cependant, lorsque nous abusons du sucre, l'insuline est submergée et perd sa sensibilité. Elle lutte pour abaisser la glycémie, mais finit par être moins efficace dans sa tâche. Cela peut entraîner une résistance à l'insuline, un état où notre corps a du mal à répondre à cette hormone, ce qui peut éventuellement conduire au développement du diabète de type 2.

Mais l'impact ne s'arrête pas là. Le sucre perturbe également d'autres hormones impliquées dans la régulation de l'appétit et du poids. La leptine, connue comme l'hormone de la satiété, est influencée par notre consommation excessive de sucre. Elle est moins efficace pour nous signaler que nous sommes rassasiés, ce qui peut nous pousser à manger davantage et contribuer à la prise de poids.

D'un autre côté, la ghréline, l'hormone de la faim, peut être activée par le sucre, augmentant ainsi nos sensations de faim et nos envies de sucreries. Cette interaction entre le sucre et les hormones crée un cercle vicieux où nous sommes constamment attirés par des aliments sucrés, sans jamais réellement ressentir une satisfaction durable.

Il est crucial de prendre conscience de ces effets néfastes sur notre équilibre hormonal afin de pouvoir agir de manière proactive. En adoptant une approche consciente de notre consommation de sucre, nous pouvons reprendre le contrôle sur notre santé hormonale.

Cela implique de revoir notre alimentation et de réduire progressivement notre consommation de sucre ajouté. Il est important de privilégier des aliments naturels et non transformés, riches en nutriments essentiels. En favorisant une alimentation équilibrée, composée de fruits, de légumes, de protéines maigres et de grains entiers, nous pouvons fournir à notre corps les éléments nécessaires pour soutenir un équilibre hormonal sain.

Dans cette symphonie sucrée qui perturbe notre équilibre hormonal, il ne s'agit pas uniquement de troubles métaboliques. Les hormones sexuelles, ces messagères essentielles de notre équilibre émotionnel et physique, sont également affectées par l'excès de sucre dans notre alimentation.

Lorsque notre consommation de sucre est excessive, cela perturbe la régulation hormonale nécessaire au bon fonctionnement de notre système reproducteur. Les hormones responsables de la régulation des cycles menstruels, telles que l'œstrogène et la progestérone chez les femmes, peuvent être déséquilibrées. Des cycles menstruels irréguliers, des saignements abondants ou insuffisants, ainsi que des symptômes prémenstruels exacerbés peuvent en découler.

En outre, l'excès de sucre peut également avoir un impact sur la fertilité. Les hormones nécessaires à la maturation des ovocytes et à la régularité des cycles menstruels peuvent être altérées, ce qui peut rendre la conception plus difficile. Chez les hommes, une consommation excessive de sucre peut également affecter la qualité du sperme, réduisant ainsi les chances de conception.

Au-delà des aspects physiques, cette perturbation hormonale peut également jeter une ombre sur notre vie intime. Les fluctuations hormonales peuvent influencer notre libido, notre désir sexuel et notre épanouissement dans nos relations intimes. L'excès de sucre peut entraîner une diminution de l'énergie, des troubles de l'humeur et une baisse de la confiance en soi, ce qui peut avoir un impact négatif sur notre vie sexuelle et notre bien-être émotionnel.

Il est donc crucial de prendre conscience de l'impact que le sucre peut avoir sur notre équilibre hormonal global, y compris sur nos hormones sexuelles. En adoptant une approche consciente de notre alimentation et en limitant notre consommation de sucre, nous pouvons aider à rétablir l'harmonie hormonale et à promouvoir une vie intime épanouissante.

Cela peut également être bénéfique de rechercher des aliments qui favorisent l'équilibre hormonal, tels que des sources de protéines saines, des graisses saines comme les avocats et les noix, ainsi que des aliments riches en vitamines et minéraux, tels que les légumes et les fruits frais. En favorisant une alimentation équilibrée, nous fournissons à notre corps les nutriments nécessaires pour soutenir notre santé hormonale.

De plus, la gestion du stress joue un rôle essentiel dans l'équilibre hormonal. Le stress chronique peut perturber nos hormones sexuelles, ainsi que d'autres systèmes hormonaux. Il est important de trouver des moyens efficaces de gérer le stress, tels que la pratique régulière d'exercices de relaxation, la méditation, le yoga ou d'autres activités qui nous aident à retrouver un équilibre émotionnel.

Il est important de prendre conscience des effets du sucre sur notre équilibre hormonal, y compris sur nos hormones sexuelles.

Dans ce tourbillon de déséquilibre métabolique et hormonal, il est essentiel de reconnaître les conséquences d'une alimentation riche en sucre. C'est un rappel puissant que nos choix alimentaires ne sont pas simplement une question de goût, mais qu'ils ont le pouvoir de diriger toute une symphonie interne. En accordant une attention particulière à notre consommation de sucre et en optant pour une alimentation équilibrée, nous pouvons devenir les maestros de notre propre santé, orchestrant une harmonie qui mènera à un bien-être optimal.

Alors, écoutons attentivement les murmures de notre corps, prenons les rênes de cette symphonie interne et travaillons ensemble pour retrouver l'équilibre perdu.

Lorsque nous accordons une attention consciente à nos choix alimentaires, en nous éloignant des mélodies sucrées et en nous tournant vers une alimentation nourrissante et équilibrée, nous pouvons reprendre le contrôle de notre santé métabolique et hormonale. Nous pouvons rétablir l'harmonie au sein de notre corps, permettant à nos hormones de retrouver leur équilibre naturel et à notre métabolisme de fonctionner efficacement.

8) Les effets néfastes du sucre sur le cerveau et la cognition.

Dans l'étrange chorégraphie de notre existence, le sucre joue le rôle d'un danseur trompeur, un virtuose capricieux qui peut charmer nos papilles gustatives mais perturber insidieusement notre univers mental. En effet, les effets néfastes du sucre sur le cerveau et la cognition sont une symphonie déconcertante de notes discordantes.

Lorsque le sucre danse dans nos veines, il déclenche une réaction en cascade dans notre sanctuaire cérébral. Tout d'abord, les papilles gustatives s'éveillent, captivées par la douceur envoûtante. Mais derrière cette façade alléchante, le sucre lance une danse effrénée dans les méandres de notre cerveau.

La première victime de cet excès de sucre est notre précieux hippocampe, gardien des souvenirs et architecte de la cognition. Sous l'emprise du sucre, l'hippocampe vacille, ses neurones fonctionnent moins bien, et la mémoire se fait moins fonctionnelle.

Cet organe en forme de croissant, niché profondément dans notre cerveau, est responsable de la formation de nos souvenirs et de notre capacité à penser de manière claire et cohérente.

L'hippocampe, une structure cruciale du cerveau impliquée dans la mémoire et la cognition, est gravement affecté par l'impact néfaste du sucre. Lorsque nous succombons à la tentation sucrée, l'hippocampe subit une perturbation profonde. Les neurones qui le composent sont perturbés, entraînant une altération de la communication neuronale et des connexions synaptiques affaiblies.

Cette altération de l'hippocampe se traduit par une altération de la mémoire. Les souvenirs se dissipent, les détails précis s'effacent, et la clarté de la pensée est compromise. Les pensées deviennent fugaces et désorganisées, entraînant une perte de concentration et des difficultés à mener à bien les tâches quotidiennes.

Cependant, il convient de souligner que le cerveau possède une plasticité remarquable et la capacité de se régénérer. En adoptant une alimentation équilibrée et en réduisant la consommation de sucre, nous pouvons offrir à l'hippocampe l'opportunité de récupérer et de restaurer son fonctionnement optimal.

Il est également important d'explorer d'autres stratégies pour stimuler le cerveau et préserver la mémoire. L'exercice physique régulier, la pratique de la méditation, l'engagement dans des activités intellectuellement stimulantes et le maintien de relations sociales enrichissantes peuvent contribuer à soutenir la fonction cognitive et à renforcer la mémoire.

En prenant pleinement conscience des conséquences néfastes du sucre sur l'hippocampe, nous sommes en mesure de prendre des décisions éclairées pour réduire notre consommation. En fournissant à notre cerveau une alimentation saine et en lui accordant les soins appropriés, nous préservons non seulement notre mémoire, mais également notre capacité à penser, créer et mener une vie épanouissante sur le plan cognitif.

Le sucre exerce une influence sournoise sur les systèmes neurochimiques de notre cerveau, perturbant l'équilibre délicat des neurotransmetteurs qui régulent nos émotions et notre concentration. Cette perturbation a des conséquences profondes sur notre bien-être mental et émotionnel.

L'un des principaux acteurs de cette intrigue est la dopamine, un neurotransmetteur associé au plaisir et à la récompense. Sous l'emprise du sucre, la dopamine se comporte comme une diva capricieuse, exigeant constamment sa dose de sucre pour révéler les sensations de satisfaction et de félicité. Ce cercle vicieux de la dépendance au sucre crée une quête perpétuelle de gratification instantanée, qui peut nuire à notre capacité à ressentir du plaisir à partir d'autres sources.

En parallèle, la sérotonine, un neurotransmetteur essentiel pour réguler l'humeur et l'équilibre émotionnel, se voit reléguée au second plan. L'excès de sucre interfère avec la production et l'utilisation de la sérotonine, ce qui peut entraîner des fluctuations d'humeur, des troubles de l'anxiété et des épisodes dépressifs.

Ces déséquilibres neurochimiques induits par le sucre peuvent créer des tempêtes intérieures, des hauts et des bas émotionnels, ainsi qu'une instabilité émotionnelle générale. Il est important de reconnaître l'impact du sucre sur notre bien-être mental et émotionnel, afin de prendre des mesures pour rétablir l'équilibre.

En adoptant une approche consciente de notre consommation de sucre, en privilégiant une alimentation équilibrée et en limitant les excès, nous pouvons aider à restaurer l'équilibre des neurotransmetteurs et à favoriser une stabilité émotionnelle. De plus, des stratégies telles que la pratique de techniques de gestion du stress, la recherche d'un soutien social et la pratique régulière d'activités qui procurent du plaisir et du bien-être peuvent également contribuer à rétablir l'harmonie chimique dans notre cerveau.

En prenant conscience de l'influence du sucre sur nos systèmes neurochimiques, nous sommes mieux équipés pour prendre des décisions éclairées et favoriser une santé mentale et émotionnelle optimale. En cultivant une relation équilibrée avec le sucre et en adoptant des habitudes de vie saines, nous pouvons apaiser les tempêtes intérieures et trouver une plus grande sérénité dans notre vie quotidienne.

Pourtant, il existe un paradoxe flagrant : tandis que le sucre satisfait temporairement nos papilles gustatives dans un tourbillon de saveurs exquises, il a un effet insidieux sur notre cognition. Progressivement, il éteint la flamme de notre clarté mentale, laissant nos pensées voilées, notre attention dispersée, et nous plongeant dans les abysses de la confusion.

Lorsque nous consommons du sucre en excès, ses effets néfastes sur notre fonction cognitive deviennent apparents. Les recherches ont démontré que des taux élevés de sucre dans le sang peuvent entraîner une détérioration de la mémoire, une diminution de la concentration et une altération des fonctions exécutives, telles que la planification et la prise de décision. Cette cascade de perturbations cognitives est souvent accompagnée d'une sensation de brouillard mental, où les idées peinent à se former clairement et les tâches deviennent plus ardues à réaliser.

Le sucre agit sur le cerveau de plusieurs manières. Tout d'abord, il provoque des fluctuations rapides de la glycémie, ce qui peut perturber l'approvisionnement en énergie des cellules cérébrales. En outre, l'excès de sucre peut induire une inflammation dans le cerveau, ce qui a un impact négatif sur la communication entre les neurones et les processus cognitifs.

La consommation excessive de sucre peut également contribuer au développement de la résistance à l'insuline, un trouble métabolique qui perturbe le métabolisme du glucose dans le cerveau. En perturbant le fonctionnement de l'insuline, le sucre peut altérer la capacité des cellules cérébrales à utiliser efficacement le glucose comme source d'énergie.

Il est essentiel de comprendre ces effets néfastes du sucre sur la cognition afin de prendre des mesures pour protéger notre santé mentale et préserver notre clarté mentale. En réduisant notre consommation de sucre et en adoptant une alimentation équilibrée, riche en nutriments essentiels pour le cerveau, nous pouvons soutenir la santé cognitive et maintenir des fonctions mentales optimales.

De plus, d'autres stratégies, telles que la pratique régulière d'exercices physiques, la gestion du stress et un sommeil de qualité, peuvent également favoriser une cognition saine. Ces mesures contribuent à éteindre les flammes de la confusion mentale causées par l'excès de sucre, nous permettant ainsi de retrouver une clarté mentale, une concentration accrue et une pensée plus lucide.

En reconnaissant l'impact du sucre sur notre cognition et en prenant des mesures pour préserver notre santé mentale, nous pouvons naviguer dans les défis de la vie quotidienne avec une plus grande clarté et une plus grande résilience. En cultivant une relation équilibrée avec le sucre et en adoptant des choix alimentaires sains, nous investissons dans notre bien-être cognitif et nous nous offrons la possibilité de prospérer sur le plan intellectuel et émotionnel.

Néanmoins, ne nous résignons pas face à cette envoûtante valse du sucre. Nous avons la capacité de restaurer l'harmonie dans notre paysage cérébral. En faisant preuve de discernement dans le choix des aliments qui nourrissent notre esprit, en favorisant des sources de carburant cérébral saines et équilibrées, nous avons le pouvoir de rompre les chaînes de cette dépendance.

Laissez donc les saveurs authentiques se déployer sur votre palais, savourez la complexité symphonique des aliments qui nourrissent votre cerveau. Faites danser les fruits frais, les légumes colorés et les graisses saines sur votre langue, et ressentez l'enivrante mélodie de la clarté mentale prendre forme.

CHAPITRE III :

Le sucre caché

9) Exploration des aliments et des produits contenant du sucre ajouté, souvent dissimulé sous des noms différents.

Dans cette exploration passionnante des aliments et des produits contenant du sucre ajouté, nous plongeons au cœur des étiquettes et des ingrédients, révélant les subterfuges utilisés par l'industrie alimentaire pour dissimuler le sucre sous des noms différents. Voici quelques exemples concrets pour aider le lecteur à mieux comprendre cette dissimulation :

- **Les barres de céréales** : Ces collations populaires, souvent perçues comme saines, peuvent en réalité être riches en sucre ajouté. Lorsque vous examinez les ingrédients, vous pouvez rencontrer des termes tels que sirop de maïs, sirop de maltose, dextrose ou sucre inverti, qui sont essentiellement des formes de sucre dissimulées.
- **Les sauces pour salade** : Les sauces pour salade achetées en magasin peuvent sembler inoffensives, mais elles peuvent contenir des quantités surprenantes de sucre ajouté. Les noms tels que sirop de riz brun, sucre de canne, nectar d'agave ou mélasse peuvent indiquer la présence de sucre dissimulé dans ces condiments.
- **Les boissons énergisantes** : Ces boissons sont souvent présentées comme stimulantes et revitalisantes, mais elles peuvent contenir des quantités considérables de sucre ajouté. Des termes tels que saccharose, sirop de maïs à haute teneur en fructose ou simplement "sucre" dans la liste des ingrédients peuvent indiquer une teneur élevée en sucre.
- **Les produits laitiers aromatisés** : Les yaourts, les laits aromatisés et les desserts lactés peuvent sembler être une option saine, mais ils peuvent contenir des quantités importantes de sucre ajouté. Des termes tels que sucre de canne, sirop de fructose ou simplement "arômes naturels" peuvent indiquer une teneur en sucre dissimulée dans ces produits.
- **Les soupes en conserve** : Les soupes en conserve, en particulier les variétés à saveur plus douce, peuvent également contenir du sucre ajouté. Des termes tels que sucre de canne, maltodextrine ou sirop de glucose peuvent être utilisés pour dissimuler la présence de sucre dans ces produits.

- **Les barres de céréales** : Ces collations populaires, souvent perçues comme saines, peuvent en réalité être riches en sucre ajouté. Lorsque vous examinez les ingrédients, vous pouvez rencontrer des termes tels que sirop de maïs, sirop de maltose, dextrose ou sucre inverti, qui sont essentiellement des formes de sucre dissimulées.
- **Les sauces pour salade** : Les sauces pour salade achetées en magasin peuvent sembler inoffensives, mais elles peuvent contenir des quantités surprenantes de sucre ajouté. Les noms tels que sirop de riz brun, sucre de canne, nectar d'agave ou mélasse peuvent indiquer la présence de sucre dissimulé dans ces condiments.
- **Les boissons énergisantes** : Ces boissons sont souvent présentées comme stimulantes et revitalisantes, mais elles peuvent contenir des quantités considérables de sucre ajouté. Des termes tels que saccharose, sirop de maïs à haute teneur en fructose ou simplement "sucre" dans la liste des ingrédients peuvent indiquer une teneur élevée en sucre.
- **Les produits laitiers aromatisés** : Les yaourts, les laits aromatisés et les desserts lactés peuvent sembler être une option saine, mais ils peuvent contenir des quantités importantes de sucre ajouté. Des termes tels que sucre de canne, sirop de fructose ou simplement "arômes naturels" peuvent indiquer une teneur en sucre dissimulée dans ces produits.
- **Les soupes en conserve** : Les soupes en conserve, en particulier les variétés à saveur plus douce, peuvent également contenir du sucre ajouté. Des termes tels que sucre de canne, maltodextrine ou sirop de glucose peuvent être utilisés pour dissimuler la présence de sucre dans ces produits.

Vous l'aurez compris qu'à cette lecture, le sucre se cache partout et de manière insidieuse.

Ce chapitre nous invite à prendre conscience de notre pouvoir en tant que consommateurs. Nous avons le pouvoir de demander davantage de transparence sur les étiquettes, de soutenir les initiatives pour réglementer l'utilisation du sucre ajouté et de choisir des aliments plus sains et nutritifs. Il nous encourage également à remettre en question notre dépendance au goût sucré et à explorer d'autres saveurs et options alimentaires qui peuvent nous apporter satisfaction et équilibre.

En explorant les aliments et les produits contenant du sucre caché, nous prenons part à une réflexion plus large sur notre relation avec l'alimentation, la santé et la responsabilité individuelle. C'est une invitation à être curieux, à remettre en question les normes établies et à prendre des décisions éclairées pour notre bien-être. Car après tout, la connaissance est le meilleur allié dans notre quête d'une alimentation saine et équilibrée.

Il est également essentiel de rappeler que la réduction de la consommation de sucre ajouté peut apporter de nombreux avantages pour la santé, notamment en réduisant les risques de maladies liées à une alimentation trop sucrée.

Dans ce captivant chapitre consacré au sucre caché, nous nous aventurons au-delà des apparences pour explorer les subtilités et les ruses utilisées par l'industrie alimentaire pour dissimuler le sucre ajouté. Par exemple, certains produits qui semblent sains et naturels peuvent en réalité contenir des quantités importantes de sucre. Les yaourts aromatisés, les barres de céréales et les boissons aux fruits sont souvent des coupables notoires de dissimulation de sucre, utilisant des termes tels que sirop de maïs, dextrose, sirop d'agave ou concentré de jus de fruit pour masquer leur teneur en sucre.

Cependant, cette exploration ne se limite pas seulement à dévoiler les noms trompeurs et les stratégies sournoises, mais elle soulève également des questions plus profondes sur notre relation avec les aliments et notre responsabilité en tant que consommateurs. Par exemple, lorsqu'une boisson gazeuse est étiquetée comme "sans sucre", nous devons nous demander si nous sommes conscients des édulcorants artificiels utilisés pour compenser le goût sucré. Sommes-nous suffisamment informés pour comprendre les implications sur notre santé de ces substituts de sucre ?

En découvrant les aliments et les produits qui contiennent du sucre ajouté, souvent masqué derrière des noms différents, nous réalisons que notre compréhension de ce que nous consommons est bien plus complexe que ce que nous pouvions imaginer. Par exemple, les sauces pour salade, les soupes en conserve et même les aliments salés comme les chips peuvent contenir des quantités surprenantes de sucre ajouté, ce qui soulève des questions sur notre capacité à discerner les ingrédients et les informations nutritionnelles derrière les emballages attrayants.

Mais au-delà de la simple dénonciation de l'industrie alimentaire, nous devons nous interroger sur notre propre responsabilité dans notre alimentation. Par exemple, sommes-nous prêts à faire les choix éclairés nécessaires pour réduire notre consommation de sucre ? Sommes-nous conscients de l'impact de nos habitudes alimentaires sur notre santé et sur notre bien-être ? Par exemple, nous pouvons choisir de préparer nos propres repas à partir d'ingrédients frais et non transformés, ou encore opter pour des alternatives naturelles et moins sucrées lorsque nous faisons nos courses.

Ce chapitre nous invite à prendre conscience de notre pouvoir en tant que consommateurs. Par exemple, nous avons le pouvoir de demander davantage de transparence sur les étiquettes, de soutenir les initiatives pour réglementer l'utilisation du sucre ajouté et de choisir des aliments plus sains et nutritifs. Il nous encourage également à remettre en question notre dépendance au goût sucré et à explorer d'autres saveurs et options alimentaires qui peuvent nous apporter satisfaction et équilibre. Par exemple, nous pouvons découvrir de nouvelles recettes à base d'ingrédients naturellement sucrés comme les fruits ou les épices, afin de réduire notre dépendance aux produits contenant du sucre ajouté.

En découvrant les aliments et les produits qui contiennent du sucre ajouté, souvent masqué derrière des noms différents, nous réalisons que notre compréhension de ce que nous consommons est bien plus complexe que ce que nous pouvions imaginer. Cela nous amène à réfléchir sur notre niveau de vigilance en tant que consommateurs et sur notre capacité à discerner les ingrédients et les informations nutritionnelles derrière les emballages attrayants.

Mais au-delà de la simple dénonciation de l'industrie alimentaire, nous devons nous interroger sur notre propre responsabilité dans notre alimentation. Sommes-nous prêts à faire les choix éclairés nécessaires pour réduire notre consommation de sucre ? Sommes-nous conscients de l'impact de nos habitudes alimentaires sur notre santé et sur notre bien-être ?

Ce chapitre nous invite à prendre conscience de notre pouvoir en tant que consommateurs. Nous avons le pouvoir de demander davantage de transparence sur les étiquettes, de soutenir les initiatives pour réglementer l'utilisation du sucre ajouté et de choisir des aliments plus sains et nutritifs. Il nous encourage également à remettre en question notre dépendance au goût sucré et à explorer d'autres saveurs et options alimentaires qui peuvent nous apporter satisfaction et équilibre.

En explorant les aliments et les produits contenant du sucre caché, nous prenons part à une réflexion plus large sur notre relation avec l'alimentation, la santé et la responsabilité individuelle. C'est une invitation à être curieux, à remettre en question les normes établies et à prendre des décisions éclairées pour notre bien-être. Car après tout, la connaissance est le meilleur allié dans notre quête d'une alimentation saine et équilibrée.

10) Comment lire les étiquettes nutritionnelles et repérer les sucres cachés.

Lorsque vous lisez les étiquettes nutritionnelles, il est essentiel de savoir repérer les sucres cachés pour prendre des décisions éclairées concernant votre alimentation. Voici quelques conseils pratiques pour vous aider à déchiffrer les étiquettes et identifier les sucres ajoutés dissimulés dans les aliments :

- **Vérifiez la liste des ingrédients** : Les ingrédients sont répertoriés par ordre décroissant de quantité, ce qui signifie que les premiers ingrédients sont présents en plus grande quantité dans le produit. Recherchez des termes tels que sucre, sirop de maïs à haute teneur en fructose, sirop d'érable, dextrose, maltose, mélasse, fructose, lactose, etc. Si l'un de ces termes apparaît en tête de liste, cela indique une teneur élevée en sucre ajouté.
- **Faites attention aux synonymes du sucre** : Les fabricants utilisent souvent des termes différents pour désigner le sucre afin de le dissimuler. Soyez vigilant quant aux termes tels que sirop de glucose, sirop de riz brun, sirop d'agave, sucre inverti, sirop de malt, sucre de canne évaporé, sucre brut, sucre de fleur de coco, etc. En étant conscient de ces synonymes, vous serez en mesure de repérer les sucres ajoutés plus facilement.

- **Analysez la quantité de sucre par portion** : Portez une attention particulière à la quantité de sucre indiquée sur l'étiquette nutritionnelle par portion. La recommandation générale est de limiter la consommation de sucre ajouté à moins de 10 % de l'apport énergétique total. Si la quantité de sucre par portion est élevée, cela peut indiquer une teneur importante en sucres ajoutés.

- **Prêtez une attention particulière aux aliments transformés** : Les aliments transformés, tels que les boissons sucrées, les desserts, les pâtisseries, les sauces et les collations emballées, ont souvent une teneur élevée en sucres ajoutés. Même les aliments salés, comme les sauces pour pâtes ou les soupes en conserve, peuvent contenir des quantités surprenantes de sucre. En prenant le temps de lire les étiquettes, vous pourrez identifier les aliments qui contiennent des sucres cachés.

- **Comparez différents produits** : Si vous hésitez entre plusieurs marques d'un même produit, comparez les étiquettes nutritionnelles pour choisir celui qui contient le moins de sucre ajouté. Parfois, des produits similaires peuvent avoir des teneurs en sucre très différentes, vous permettant ainsi de faire un choix plus judicieux.

En plus des sucres ajoutés, il est également important de surveiller les substituts de sucre qui peuvent être présents dans les aliments. Voici quelques exemples de substituts de sucre couramment utilisés :

- **Édulcorants artificiels** : Les édulcorants artificiels tels que l'aspartame, le sucralose, l'acésulfame de potassium et le néotame sont des substituts du sucre qui sont souvent utilisés dans les aliments et les boissons sans sucre ou à faible teneur en sucre. Ces édulcorants apportent une saveur sucrée sans les calories du sucre, mais il est important de noter que certaines personnes peuvent ressentir un goût résiduel ou avoir des réactions indésirables à leur consommation.

- **Polyols** : Les polyols, également connus sous le nom de sucres alcoolisés, sont des substituts de sucre couramment utilisés dans les produits sans sucre ou à faible teneur en sucre. Parmi les exemples les plus courants, on trouve le xylitol, le sorbitol, l'érythritol et le maltitol. Ces substances apportent une saveur sucrée mais ont moins d'impact sur la glycémie que le sucre traditionnel. Cependant, ils peuvent avoir un effet laxatif chez certaines personnes lorsqu'ils sont consommés en grande quantité.
- **Stevia** : La stevia est un substitut de sucre d'origine végétale extrait de la plante Stevia rebaudiana. Elle est souvent utilisée comme édulcorant naturel dans les produits sans sucre ou à faible teneur en sucre. La stevia a un pouvoir sucrant élevé et ne contient pas de calories, ce qui en fait un choix populaire pour ceux qui cherchent à réduire leur consommation de sucre.

Lors de la lecture des étiquettes nutritionnelles, recherchez ces substituts de sucre dans la liste des ingrédients. Ils peuvent être répertoriés sous leurs noms spécifiques (par exemple, aspartame, xylitol, stevia) ou par leur numéro d'identification (par exemple, E951 pour l'aspartame). Assurez-vous de prendre en compte ces substituts de sucre dans votre évaluation globale de la teneur en sucre d'un aliment, car bien qu'ils puissent apporter une saveur sucrée sans les calories du sucre, ils peuvent également avoir des effets sur la satisfaction des papilles gustatives et sur la réponse glycémique.

Je tiens ici à mettre en lumière l'un de ces faux sucres dont la dangerosité doit vous alerter. En effet, lorsque nous parlons des dangers liés à la consommation de sucre, il est essentiel de mentionner l'aspartame, un édulcorant artificiel couramment utilisé comme substitut du sucre. Bien que l'aspartame soit souvent présenté comme une alternative plus saine pour les personnes souhaitant réduire leur consommation de sucre, il existe des préoccupations sérieuses quant à ses effets sur la santé, notamment en ce qui concerne son potentiel cancérigène.

Plusieurs études scientifiques ont examiné les effets de l'aspartame sur la santé et ont suscité des inquiétudes quant à son lien possible avec certains types de cancer. Certaines études expérimentales ont suggéré que l'aspartame pourrait augmenter le risque de développer des cancers, tels que le cancer du foie, le lymphome non hodgkinien et le cancer du cerveau. Cependant, il est important de noter que les résultats de ces études sont controversés et que d'autres recherches sont nécessaires pour confirmer ces associations.

L'une des raisons pour lesquelles l'aspartame suscite des inquiétudes est sa composition chimique. Il est composé de deux acides aminés, l'acide aspartique et la phénylalanine, qui peuvent se transformer en une substance appelée méthanol lors de la digestion. Le méthanol est un composé potentiellement toxique qui, en grande quantité, peut être nocif pour l'organisme. Cependant, il est important de souligner que les quantités de méthanol produites lors de la consommation d'aspartame sont généralement infimes et ne présentent pas de risques majeurs pour la santé, sauf chez les personnes atteintes de phénylcétonurie, une maladie métabolique rare.

Il convient également de noter que les autorités sanitaires telles que la Food and Drug Administration (FDA) aux États-Unis et l'Autorité européenne de sécurité des aliments (EFSA) ont évalué la sécurité de l'aspartame et ont conclu qu'il était sûr pour une consommation modérée. Cependant, il est toujours recommandé de limiter la consommation d'édulcorants artificiels, y compris l'aspartame, et d'opter plutôt pour des alternatives plus naturelles et moins transformées.

Dans tous les cas, il est essentiel de prendre en compte les données scientifiques disponibles et de consulter des sources fiables pour évaluer les risques potentiels liés à la consommation d'aspartame. Chaque personne réagit différemment aux substances, et il est important de respecter ses propres limites et de faire des choix éclairés en matière de nutrition.

Si vous avez des préoccupations spécifiques concernant l'aspartame ou d'autres édulcorants artificiels, il est recommandé de consulter un professionnel de la santé qualifié, tel qu'un nutritionniste ou un médecin, qui pourra vous fournir des conseils adaptés à votre situation individuelle.

En conclusion, bien que des préoccupations aient été soulevées concernant l'aspartame en tant qu'aliment potentiellement cancérigène, il est important de noter que les études sont encore en cours et que les résultats actuels ne permettent pas de conclure de manière définitive sur sa cancérogénicité. Les autorités sanitaires reconnaissent l'aspartame comme étant sûr pour une consommation modérée, mais il est toujours recommandé de faire preuve de prudence et de limiter l'apport en édulcorants artificiels.

Il est également important de souligner que la consommation excessive de sucre, qu'il soit naturel ou artificiel, peut avoir des conséquences néfastes sur la santé, telles que l'obésité, les maladies cardiovasculaires et le diabète. Par conséquent, l'accent devrait être mis sur la modération et la recherche d'un équilibre dans notre alimentation.

En fin de compte, il est crucial de prendre des décisions éclairées en matière d'alimentation et de se fier aux preuves scientifiques disponibles. Si vous avez des préoccupations spécifiques ou des questions sur l'aspartame ou tout autre aliment, n'hésitez pas à consulter un professionnel de la santé qualifié pour obtenir des conseils personnalisés.

En comprenant les différents types de substituts de sucre et en étant attentif à leur présence dans les aliments, vous serez en mesure de prendre des décisions plus éclairées quant à votre consommation de sucre et de substituts de sucre. Cela vous aidera à maintenir une alimentation équilibrée et à réduire votre exposition aux effets néfastes d'une consommation excessive de sucre.

En développant cette compétence de lecture des étiquettes nutritionnelles, vous serez en mesure de repérer les sucres cachés et de prendre des décisions éclairées concernant votre alimentation. Cela vous aidera à réduire votre consommation de sucre ajouté et à adopter une alimentation plus saine et équilibrée.

11) Les pièges marketing et publicitaires liés aux produits sucrés.

Les pièges marketing et publicitaires liés aux produits sucrés sont nombreux et peuvent influencer nos choix alimentaires de manière subtile. Voici quelques aspects à prendre en compte :

- **Marketing trompeur :** Les fabricants utilisent souvent des tactiques de marketing pour présenter leurs produits sucrés de manière attrayante, en mettant en avant des slogans accrocheurs, des images séduisantes et des emballages colorés. Ces stratégies visent à attirer notre attention et à nous inciter à acheter leurs produits, même si ceux-ci peuvent être riches en sucres ajoutés et pauvres en nutriments essentiels. Il est donc essentiel de ne pas se laisser influencer uniquement par le marketing et de lire attentivement les étiquettes nutritionnelles pour prendre des décisions éclairées.

- **Allégations santé douteuses** : De nombreux produits sucrés sont commercialisés avec des allégations santé qui peuvent être trompeuses. Par exemple, un produit peut être étiqueté comme « sans gras », mais il peut contenir une quantité élevée de sucre ajouté. De même, certains produits peuvent être promus comme étant « naturels » ou « biologiques », mais cela ne signifie pas nécessairement qu'ils sont faibles en sucre. Il est important de toujours vérifier les étiquettes nutritionnelles et de se méfier des allégations santé sans avoir une vision globale de la composition du produit.

- **Ciblage des enfants** : Les fabricants de produits sucrés utilisent souvent des stratégies de marketing ciblant spécifiquement les enfants. Des personnages de dessins animés, des emballages colorés et des publicités attractives sont utilisés pour attirer leur attention et les inciter à consommer ces produits. Cela peut contribuer à développer une préférence pour les aliments sucrés dès le plus jeune âge et à favoriser des habitudes alimentaires moins saines à long terme. Il est important de sensibiliser les enfants aux stratégies de marketing et de les aider à faire des choix alimentaires équilibrés.

-   **Promotion de produits « sans sucre ajouté » :** Les produits étiquetés comme « sans sucre ajouté » peuvent donner l'impression d'être plus sains, mais ils peuvent toujours contenir des sucres naturels présents dans les ingrédients. Par exemple, les fruits contiennent naturellement du sucre, mais cela ne signifie pas qu'ils sont néfastes pour la santé lorsqu'ils sont consommés dans le cadre d'une alimentation équilibrée. Il est important de comprendre la différence entre les sucres naturels et les sucres ajoutés et de lire attentivement les étiquettes pour éviter de se laisser piéger par des produits étiquetés de manière trompeuse.

En étant conscients de ces pièges marketing et publicitaires, nous pouvons prendre des décisions alimentaires plus éclairées. Il est essentiel de lire attentivement les étiquettes, de se méfier des allégations santé douteuses et de sensibiliser les enfants à ces stratégies de marketing. En faisant preuve de discernement, nous pouvons éviter d'être influencés par des tactiques trompeuses et choisir des aliments plus sains pour notre bien-être général.

CHAPITRE IV :

Le processus de guérison

12) L'importance de la prise de conscience et de la motivation pour se libérer de l'addiction au sucre.

Le processus de guérison de l'addiction au sucre est un voyage qui peut sembler intimidant, mais il est important de se rappeler que chaque pas compte et que la transformation est possible. Il est normal de ressentir des doutes et des incertitudes, mais rappelez-vous que vous n'êtes pas seul dans cette quête.

La prise de conscience est la première étape vers la guérison. En prenant conscience des effets néfastes du sucre sur votre santé et de l'emprise qu'il peut avoir sur vous, vous ouvrez la porte à de nouvelles possibilités. La prise de conscience vous permet de voir clairement les schémas de consommation de sucre qui vous piègent, et cela vous donne le pouvoir de faire des choix éclairés pour votre bien-être.

Lorsque vous vous engagez dans ce voyage de guérison, rappelez-vous de rester motivé et de nourrir cette motivation chaque jour. Gardez à l'esprit les raisons pour lesquelles vous souhaitez vous libérer de l'addiction au sucre. Que ce soit pour améliorer votre santé, augmenter votre énergie, retrouver une relation saine avec la nourriture ou simplement vous sentir mieux dans votre peau, votre motivation est le carburant qui vous aidera à surmonter les obstacles qui se présenteront sur votre chemin.

Sachez également qu'il est normal de faire face à des défis et à des envies de sucre pendant le processus de guérison. Ne soyez pas trop dur envers vous-même si vous rencontrez des difficultés. Chaque jour est une nouvelle opportunité de recommencer et de prendre des décisions alignées avec votre intention de vous libérer de l'addiction au sucre.

N'oubliez pas que vous n'êtes pas seul dans cette quête. Il existe des communautés de soutien, des groupes de discussion en ligne et des professionnels de la santé prêts à vous accompagner tout au long de votre parcours de guérison. N'hésitez pas à chercher du soutien et à partager votre expérience avec d'autres personnes qui partagent les mêmes objectifs.

Alors que vous avancez dans votre processus de guérison, célébrez chaque étape, même les plus petites. Chaque choix conscient que vous faites pour éviter les sucres ajoutés est une victoire en soi. Laissez-vous surprendre par les bienfaits qui se manifestent dans votre vie, que ce soit une meilleure énergie, une meilleure digestion, un sommeil réparateur ou une plus grande clarté mentale. Ces petits pas accumulés au fil du temps mèneront à une transformation durable.

Rappelez-vous, la guérison de l'addiction au sucre est un voyage personnel et unique à chacun. Ayez confiance en votre capacité à vous libérer de cette dépendance et à créer une relation saine avec la nourriture. Vous méritez de vivre une vie équilibrée, remplie de vitalité et de bien-être.

Avec la prise de conscience, la motivation et le soutien appropriés, vous pouvez vous libérer de l'emprise de l'addiction au sucre et ouvrir la voie vers une vie plus épanouissante et équilibrée. Souvenez-vous que chaque petit pas compte, et même si le chemin peut sembler difficile par moments, les récompenses d'une santé améliorée et d'un bien-être durable en valent la peine.

Soyez patient avec vous-même, car la guérison est un processus progressif. Célébrez chaque victoire, aussi petite soit-elle, et apprenez de chaque épreuve. Restez connecté à votre motivation et visualisez la personne en santé et énergique que vous aspirez à devenir.

13) Les étapes à suivre pour réduire progressivement sa consommation de sucre.

La réduction progressive de sa consommation de sucre est une démarche importante pour améliorer sa santé et son bien-être. Voici quelques étapes à suivre pour vous aider dans ce processus de manière progressive et durable :

- Prendre conscience de sa consommation de sucre : Commencez par prendre conscience de la quantité de sucre que vous consommez quotidiennement. Passez en revue votre alimentation et identifiez les aliments et boissons qui contiennent du sucre ajouté. Cela peut inclure des produits évidents tels que les boissons sucrées, les pâtisseries et les confiseries, mais aussi des aliments apparemment sains comme les céréales, les sauces et les produits transformés.
- Fixer des objectifs réalistes : Lorsque vous décidez de réduire votre consommation de sucre, il est essentiel de vous fixer des objectifs réalistes. La clé est d'adopter une approche progressive et durable, plutôt que de vouloir tout changer du jour au lendemain. Fixer des objectifs réalisables vous permettra de progresser à votre rythme et d'éviter toute frustration ou découragement. Une méthode efficace consiste à éliminer progressivement une source de sucre ajouté à la fois. Choisissez un aliment ou une boisson qui contient une quantité significative de sucre ajouté et trouvez une alternative plus saine. Par exemple, si vous êtes habitué à prendre un soda sucré tous les jours, vous pouvez commencer par le remplacer par de l'eau

pétillante avec une tranche de citron ou de concombre. Cela vous permettra de réduire votre consommation de sucre de manière progressive. De plus, vous pouvez également réduire la quantité de sucre ajouté dans vos recettes maison. Expérimentez avec des substituts naturels tels que la purée de fruits, les épices ou les extraits de vanille pour ajouter de la saveur sans ajouter de sucre. Vous serez surpris de constater à quel point il est possible de réduire la quantité de sucre sans compromettre le goût de vos plats préférés. Il est important de noter que chaque personne est unique et que ce qui fonctionne pour une personne peut ne pas convenir à une autre. L'essentiel est de trouver des objectifs qui vous conviennent et qui correspondent à votre style de vie. Soyez bienveillant envers vous-même et reconnaissez les progrès que vous faites, même s'ils sont petits. Chaque pas compte et vous rapproche d'une consommation de sucre plus équilibrée. En fixant des objectifs réalistes, vous vous donnez les moyens de réussir dans votre démarche de réduction de sucre. Vous renforcez votre motivation, votre confiance en vous et votre engagement envers une alimentation plus saine. Rappelez-vous que c'est un voyage progressif et qu'il n'y a pas de course à la perfection. Ce qui importe, c'est d'adopter des changements durables et de cultiver une relation saine avec les aliments.

- **Faire des choix alimentaires plus sains** : Lorsque vous cherchez à réduire votre consommation de sucre, faire des choix alimentaires plus sains est une stratégie clé. En remplaçant les aliments riches en sucre par des options plus saines, vous pouvez satisfaire vos envies sucrées tout en nourrissant votre corps avec des nutriments essentiels. Les fruits frais sont une excellente alternative naturelle aux sucreries traditionnelles. Ils sont riches en fibres, en vitamines et en minéraux, et offrent une variété de saveurs sucrées. Lorsque vous ressentez une envie de sucre, optez pour une portion de fruits frais. Vous pouvez les consommer tels quels, les ajouter à des smoothies ou les incorporer dans des desserts sains. Pour sucrer vos préparations, privilégiez des édulcorants naturels tels que la stevia ou le miel. Ils sont généralement moins transformés que le sucre raffiné et ajoutent une douceur agréable à vos plats. Cependant, il est important de les utiliser avec modération, car ils contiennent toujours des sucres naturels. En outre, orientez votre alimentation vers des aliments complets et non transformés. Les aliments transformés ont tendance à contenir des quantités élevées de sucre ajouté. Privilégiez les légumes, les grains entiers, les protéines maigres et les sources saines de graisses telles que les avocats et les noix. Ces aliments fournissent une gamme de nutriments essentiels et aident à maintenir une alimentation équilibrée.

- Lorsque vous faites vos achats, lisez attentivement les étiquettes nutritionnelles des produits transformés. Les sucres ajoutés peuvent se cacher sous de nombreux noms différents. Repérez les termes tels que sirop de maïs, sucre de canne, sirop d'agave, jus de fruit concentré, dextrose, maltose et autres dérivés sucrés. Si un produit contient une longue liste d'ingrédients sucrés, il est préférable de le laisser de côté et de choisir une alternative avec moins de sucre ajouté. Faire des choix alimentaires plus sains demande de l'attention et de la planification, mais cela en vaut la peine pour votre santé globale. En privilégiant les fruits frais, les édulcorants naturels et les aliments complets, vous pouvez réduire votre consommation de sucre sans sacrifier le goût ni compromettre votre bien-être. Rappelez-vous que chaque petit pas compte, et avec le temps, vous pourrez développer une relation plus équilibrée avec les aliments sucrés et adopter un mode de vie sain et durable.

- **Apprenez à reconnaître les signaux de faim et de satiété** : Souvent, nous consommons du sucre par habitude ou pour combler des émotions plutôt que par réelle faim. Apprenez à écouter votre corps et à distinguer les signaux de faim et de satiété. Cela vous aidera à manger de manière plus consciente et à réduire la consommation de sucre non nécessaire. L'apprentissage de la reconnaissance des signaux de faim et de satiété est une approche essentielle pour réduire la consommation de sucre de manière consciente et équilibrée. Souvent, nous sommes tellement habitués à manger selon des horaires ou des envies émotionnelles que nous ne sommes plus en contact avec les véritables besoins de notre corps. Lorsque vous ressentez une envie de manger, prenez un moment pour évaluer si vous avez réellement faim. Est-ce que votre estomac gronde ? Est-ce que vous ressentez une sensation de vide ou de faiblesse ? Si la réponse est oui, alors il est probable que vous ayez besoin de vous nourrir. Cependant, si vous n'éprouvez pas de véritable faim physique, mais plutôt une envie soudaine de sucre ou un besoin de réconfort émotionnel, il est important de faire une pause et d'explorer d'autres moyens de satisfaire ces besoins.

La pratique de la pleine conscience peut être d'une grande aide dans l'apprentissage de la reconnaissance des signaux de faim et de satiété. Lorsque vous mangez, concentrez-vous sur les sensations physiques de mastication, de dégustation et de satiété. Prenez le temps de savourer chaque bouchée, en étant attentif à la texture, au goût et à la satisfaction que cela procure. Écoutez les signaux de votre corps qui vous indiquent quand vous êtes rassasié, plutôt que de continuer à manger par automatisme. Il est également important de noter que la consommation excessive de sucre peut fausser ces signaux de faim et de satiété. Les sucres ajoutés peuvent provoquer une réponse rapide et intense dans le cerveau, créant une sensation de plaisir et de récompense qui peut masquer les signaux de satiété. En réduisant votre consommation de sucre, vous permettez à votre corps de retrouver son équilibre naturel et de mieux réguler la faim et la satiété.

En apprenant à reconnaître les signaux de faim et de satiété, vous serez en mesure de distinguer les véritables besoins de votre corps des envies émotionnelles ou des habitudes alimentaires. Cela vous permettra de manger de manière plus consciente et de réduire la consommation de sucre non nécessaire. En vous reconnectant avec votre corps, vous serez en mesure de nourrir votre corps de manière plus équilibrée et de cultiver une relation plus saine avec la nourriture.

- **Trouver des alternatives satisfaisantes** : Identifiez des alternatives satisfaisantes aux aliments sucrés qui vous plaisent. Par exemple, vous pouvez préparer des desserts à base de fruits, savourer du chocolat noir à haute teneur en cacao, ou profiter de smoothies et de boissons rafraîchissantes sans sucre ajouté.

- **Faire preuve de persévérance et de bienveillance envers soi-même** : La réduction de la consommation de sucre peut être un défi, et il est important de faire preuve de persévérance et de bienveillance envers vous-même. Soyez patient et reconnaissez vos progrès, même les plus petits. Acceptez également que des écarts peuvent survenir et considérez-les comme des occasions d'apprendre et de grandir.

En suivant ces étapes, vous pouvez progressivement réduire votre consommation de sucre et adopter une alimentation plus équilibrée. Vous constaterez peut-être des améliorations dans votre énergie, votre humeur, votre poids et votre santé globale. Rappelez-vous que chaque petit pas compte et que vous avez le pouvoir de prendre des décisions positives pour votre santé et votre bien-être. En vous engageant dans ce processus de réduction du sucre, vous investissez dans votre avenir et dans une meilleure qualité de vie. Vous êtes le maître de votre propre destin et vous avez le pouvoir de transformer vos habitudes alimentaires pour le mieux. Alors, prenez ce pouvoir entre vos mains, avancez avec détermination et célébrez chaque victoire, aussi petite soit-elle. Vous méritez de vivre en harmonie avec votre corps et de savourer les bienfaits d'une alimentation équilibrée et épanouissante.

14) Les alternatives saines et les édulcorants naturels.

Les alternatives saines et les édulcorants naturels peuvent jouer un rôle important dans la réduction de la consommation de sucre tout en satisfaisant nos envies de douceur. Voici quelques options à considérer :

- **Les fruits** : Les fruits frais ou congelés sont une excellente alternative naturelle au sucre. Ils contiennent des fibres, des vitamines et des minéraux, et apportent une douceur naturelle à vos plats et desserts. Vous pouvez les consommer tels quels, les incorporer dans des smoothies, ou les utiliser comme ingrédients dans vos recettes.
- **Les épices** : Les épices telles que la cannelle, la vanille, la cardamome ou le gingembre peuvent donner une saveur sucrée à vos plats sans ajouter de sucre. Elles ajoutent de la chaleur et de la complexité aux préparations culinaires, vous permettant de réduire la quantité de sucre ajouté.

- Les édulcorants naturels : Certains édulcorants naturels tels que le miel, le sirop d'érable, le sirop de coco ou le sirop d'agave peuvent être utilisés avec modération comme substituts du sucre. Ils apportent une douceur agréable et possèdent des profils nutritionnels légèrement différents du sucre traditionnel. Cependant, il est important de les consommer avec modération en raison de leur teneur en calories.

- **Les édulcorants non nutritifs** : Les édulcorants non nutritifs, tels que la stévia, l'érythritol ou le xylitol, peuvent être utilisés comme alternatives au sucre. Ils ont un pouvoir sucrant élevé mais apportent peu ou pas de calories. Ils sont souvent utilisés dans les produits sans sucre ou à faible teneur en sucre. Toutefois, il est important de noter que certains de ces édulcorants peuvent avoir un goût légèrement différent du sucre et peuvent ne pas convenir à tout le monde.

Lorsque vous optez pour des alternatives saines et des édulcorants naturels, il est essentiel de les utiliser avec modération et d'adopter une approche équilibrée. Ils peuvent être de bons substituts, mais il est également important de développer une appréciation pour les saveurs naturelles des aliments et de réduire progressivement votre dépendance au goût sucré. En explorant ces alternatives et en élargissant votre palette gustative, vous découvrirez de nouvelles façons de satisfaire votre envie de sucre tout en prenant soin de votre santé.

CHAPITRE V :

Rétablir l'équilibre alimentaire

15) Les principes d'une alimentation équilibrée et nutritive pour soutenir la guérison.

Dans ce chapitre, nous abordons l'importance de rétablir l'équilibre alimentaire pour soutenir le processus de guérison et maintenir une santé optimale. Voici quelques principes clés d'une alimentation équilibrée et nutritive :

- **Les aliments non transformés** : Favorisez les aliments non transformés tels que les fruits, les légumes, les grains entiers, les légumineuses, les noix et les graines. Ces aliments sont riches en nutriments essentiels tels que les vitamines, les minéraux et les fibres, et fournissent une énergie durable pour votre corps.

- **Les protéines de qualité** : Assurez-vous d'inclure des sources de protéines de qualité dans votre alimentation, comme les viandes maigres, les volailles , les poissons, les œufs, les produits laitiers faibles en gras, les légumineuses et les produits à base de soja. Les protéines sont essentielles pour la construction et la réparation des tissus, ainsi que pour le bon fonctionnement du système immunitaire.

- **Les bonnes graisses** : Choisissez des sources de graisses saines telles que les avocats, les noix, les graines, l'huile d'olive et les poissons gras riches en acides gras oméga-3, comme le saumon et le maquereau. Les graisses saines sont importantes pour la santé cardiovasculaire, l'absorption des vitamines liposolubles et la régulation des hormones.
- **Les glucides complexes** : Optez pour des glucides complexes tels que les grains entiers, les légumes racines, les légumineuses et les fruits. Ils fournissent une source d'énergie durable, des fibres alimentaires et des nutriments essentiels, tout en évitant les pics de glycémie associés aux sucres raffinés.
- **L'hydratation adéquate** : N'oubliez pas de rester hydraté en buvant suffisamment d'eau tout au long de la journée. L'eau aide à maintenir le bon fonctionnement de vos organes, à transporter les nutriments et à éliminer les déchets du corps. Une hydratation adéquate est essentielle pour maintenir une santé optimale, y compris lorsqu'il s'agit de réduire la consommation de sucre. Souvent, nous confondons la soif avec la faim, ce qui peut nous amener à consommer des aliments sucrés pour combler cette sensation. En veillant à rester correctement hydraté tout au long de la journée, vous pouvez réduire cette confusion et prendre de meilleures décisions alimentaires. L'eau joue un rôle crucial dans de nombreuses fonctions du corps. Elle aide à réguler la température corporelle, favorise le bon fonctionnement des organes, aide à la digestion et à l'absorption des nutriments, lubrifie les articulations et contribue à l'élimination des toxines et des déchets. Lorsque vous êtes déshydraté, ces fonctions peuvent être compromises, ce qui peut entraîner une baisse d'énergie, une confusion mentale et même une augmentation des fringales de sucre. Pour maintenir

une hydratation adéquate, il est recommandé de boire suffisamment d'eau tout au long de la journée. Les besoins en eau varient en fonction de divers facteurs tels que l'âge, le poids, le niveau d'activité physique et les conditions environnementales. Il est généralement recommandé de boire au moins 8 verres d'eau par jour, mais cela peut varier selon les individus.

- Il est également important de noter que l'eau n'est pas la seule source d'hydratation. Les boissons non sucrées telles que les tisanes, les infusions, le thé non sucré et le café noir peuvent également contribuer à votre hydratation. Cependant, il est important de limiter la consommation de boissons sucrées, y compris les boissons gazeuses, les jus de fruits et les boissons énergisantes, car elles peuvent contenir des quantités élevées de sucre ajouté. En maintenant une hydratation adéquate, vous aidez votre corps à fonctionner de manière optimale et à réguler les signaux de faim et de satiété de manière plus précise. Cela peut vous aider à éviter les envies de sucre et à prendre des décisions alimentaires plus saines. Assurez-vous d'avoir une bouteille d'eau à portée de main tout au long de la journée, et prenez l'habitude de boire régulièrement, même si vous n'avez pas soif. Votre corps vous en remerciera et vous serez sur la bonne voie pour une consommation de sucre plus équilibrée.

- **La modération** : Pratiquez la modération dans votre alimentation, en évitant les excès et les régimes restrictifs. Il est important de trouver un équilibre qui vous convient, en écoutant les signaux de votre corps et en faisant des choix alimentaires conscients. La pratique de la modération dans notre alimentation est un principe clé pour maintenir une relation saine avec la nourriture, y compris dans la gestion de notre consommation de sucre. Adopter une approche équilibrée et éviter les extrêmes peut contribuer à des choix alimentaires plus sains et durables. Il est important de comprendre que la modération ne signifie pas se priver ou se restreindre de manière excessive. Il s'agit plutôt d'apprendre à écouter les signaux de notre corps et à répondre à nos besoins de manière consciente. Lorsque nous nous privons de certains aliments, comme le sucre, cela peut créer un sentiment de privation qui peut finalement nous pousser à céder à des envies excessives. C'est pourquoi il est essentiel d'adopter une approche équilibrée et de ne pas diaboliser certains aliments. La modération implique de trouver un équilibre qui fonctionne pour vous, en tenant compte de vos besoins individuels, de votre style de vie et de vos préférences personnelles. Il s'agit de faire des choix alimentaires conscients et d'écouter les signaux de faim et de satiété de notre corps. Cela peut signifier savourer une petite quantité de votre dessert préféré de temps en temps, plutôt que de l'éliminer complètement de votre alimentation. Il s'agit également de choisir des options plus saines lorsque c'est possible, tout en se permettant de se faire plaisir de manière raisonnable. La pratique de la modération peut également nous aider à éviter les pièges des régimes restrictifs ou des approches extrêmes. Ces régimes qui prônent l'élimination complète du sucre ou d'autres groupes alimentaires peuvent être difficiles à maintenir à long terme et peuvent même conduire à des déséquilibres nutritionnels. En adoptant une approche modérée, nous pouvons éviter les sentiments de privation, cultiver une relation saine avec la nourriture et favoriser des choix alimentaires durables et équilibrés.

- Il est important de rappeler que chaque personne est différente, et ce qui fonctionne pour une personne peut ne pas fonctionner pour une autre. Il est donc essentiel d'écouter votre corps, de vous faire confiance et de trouver votre propre équilibre. La modération nous permet de profiter pleinement des plaisirs de la table tout en maintenant une alimentation saine et équilibrée. En pratiquant la modération dans votre alimentation, vous pouvez éviter les excès, les régimes restrictifs et les sentiments de privation. Vous pouvez ainsi trouver un équilibre qui vous convient, en faisant des choix alimentaires conscients et en écoutant les signaux de votre corps. Cultiver une relation saine avec la nourriture est un élément clé pour une alimentation équilibrée et une vie saine et épanouissante.

En rétablissant l'équilibre alimentaire, vous offrez à votre corps les nutriments dont il a besoin pour se guérir et fonctionner de manière optimale. Une alimentation équilibrée et nutritive fournit les fondations nécessaires pour maintenir une bonne santé, renforcer votre système immunitaire et améliorer votre bien-être général. Prenez le temps de planifier vos repas, d'explorer de nouvelles recettes saines et de cultiver une relation saine avec la nourriture.

16) Les aliments à privilégier et ceux à éviter dans le cadre d'une réduction du sucre.

Dans le cadre d'une réduction du sucre, il est essentiel de savoir quels aliments privilégier et quels aliments éviter. Voici quelques conseils pour vous aider à faire des choix alimentaires judicieux :

Les aliments à privilégier :

Fruits frais : Les fruits frais sont une excellente alternative sucrée et naturelle. Ils contiennent des fibres, des vitamines et des minéraux essentiels. Optez pour des fruits entiers plutôt que des jus de fruits, car ces derniers peuvent contenir des quantités élevées de sucre ajouté.

Légumes : Les légumes sont faibles en sucre et riches en nutriments. Ils sont une source précieuse de fibres, de vitamines et de minéraux. Essayez d'incorporer une variété de légumes dans vos repas pour bénéficier de leurs bienfaits.

Protéines maigres : Les protéines maigres, comme le poulet, la dinde, le poisson et les légumineuses, sont des choix sains qui aident à maintenir la satiété et à stabiliser la glycémie.

Grains entiers : Les grains entiers, tels que l'avoine, le quinoa, le riz brun et le blé entier, fournissent des fibres et des glucides complexes qui sont digérés plus lentement, évitant ainsi les pics de sucre dans le sang.

Produits laitiers faibles en gras : Les produits laitiers faibles en gras, tels que le lait écrémé, le yaourt grec nature et le fromage à faible teneur en matières grasses, sont des sources de calcium importantes. Optez pour les versions non sucrées ou sans sucre ajouté.

<u>Les aliments à éviter</u> :

Boissons sucrées : Les boissons sucrées, comme les sodas, les jus de fruits sucrés et les boissons énergisantes, sont souvent riches en sucre ajouté et en calories vides. Il est préférable de les éviter ou de les consommer avec modération.

Confiseries et pâtisseries : Les bonbons, les gâteaux, les biscuits et autres friandises sont généralement riches en sucre et en matières grasses saturées. Limitez votre consommation de ces aliments et optez plutôt pour des alternatives plus saines.

Produits transformés : Les aliments transformés, tels que les céréales sucrées, les sauces préparées, les condiments et les collations emballées, peuvent contenir des quantités élevées de sucre ajouté. Lisez attentivement les étiquettes nutritionnelles pour repérer les sucres cachés.

Édulcorants artificiels : Bien qu'ils puissent sembler être une alternative au sucre, les édulcorants artificiels peuvent également avoir des effets néfastes sur la santé. Il est préférable de se tourner vers des édulcorants naturels comme la stévia, le miel ou le sirop d'érable, mais en les utilisant avec modération.

En réduisant votre consommation de ces aliments riches en sucre, vous pouvez progressivement réduire votre dépendance au sucre, améliorer votre santé globale et maintenir

Toujours dans la quête d'un équilibre alimentaire et d'une réduction du sucre, il est temps d'explorer des alternatives inattendues et innovantes. Voici quelques suggestions surprenantes pour privilégier certains aliments et éviter les pièges sucrés :

Légumes racines magiques : Plongez dans le monde des légumes racines, tels que les carottes colorées, les betteraves sucrées et les patates douces délicieusement savoureuses. Ces joyaux souterrains regorgent de nutriments essentiels et de fibres, offrant une explosion de saveurs naturellement sucrées.

Graines enchantées : Les graines de chia, de lin et de citrouille sont des alliées précieuses pour votre quête de réduction du sucre. Riches en fibres et en acides gras sains, elles ajoutent une texture croquante et une touche de magie nutritionnelle à vos plats.

Épices ensorcelantes : Découvrez le pouvoir des épices pour égayer vos plats sans sucre ajouté. Le curcuma, la cannelle, le gingembre et la cardamome apportent des saveurs envoûtantes et des bienfaits pour la santé. Expérimentez avec ces épices pour des créations culinaires éblouissantes.

Le chocolat noir mystique : Oui, vous avez bien lu. Le chocolat noir de qualité, avec une teneur en cacao élevée, peut être votre allié secret dans la réduction du sucre. Ses notes riches et légèrement amères vous satisferont tout en apportant des antioxydants bénéfiques pour la santé.

Les élixirs envoûtants : Explorez les boissons naturelles et rafraîchissantes qui ne contiennent pas de sucre ajouté. Des infusions d'herbes aromatiques, des thés glacés maison et des eaux infusées aux fruits et aux herbes vous permettent de vous hydrater tout en découvrant de nouvelles saveurs exquises.

Je vous invite sincèrement à essayer ces alternatives innovantes, vous vous ouvrez à un monde de possibilités culinaires. Laissez votre créativité s'exprimer dans la préparation de repas équilibrés et nutritifs, où le sucre ajouté se fait discret et la magie des saveurs naturelles opère. Ne craignez pas d'explorer, d'expérimenter et de créer des plats uniques qui nourrissent votre corps et votre esprit, tout en réduisant votre dépendance au sucre.

17) Les astuces pour gérer les envies de sucre et éviter les rechutes.

La gestion des envies de sucre et la prévention des rechutes peuvent être des défis lorsqu'on essaie de réduire sa consommation. Voici quelques astuces pour vous aider à surmonter ces obstacles et maintenir votre cap vers une vie moins sucrée :

- **Identifiez les déclencheurs** : Prenez conscience des situations, des émotions ou des habitudes qui déclenchent vos envies de sucre. Est-ce le stress, l'ennui, les repas déséquilibrés ou les moments de récompense ? Une fois que vous les avez identifiés, trouvez des alternatives saines pour y faire face, comme la méditation, l'exercice physique, la lecture ou la socialisation.

Planifiez vos repas et collations : Préparez des repas et des collations équilibrés à l'avance, riches en protéines, en fibres et en graisses saines. Cela vous permettra de maintenir un niveau de satiété plus long et de réduire les fringales de sucre. Assurez-vous d'inclure des aliments riches en nutriments pour éviter les carences et soutenir votre santé globale.

Évitez les aliments ultra-transformés : Les aliments ultra-transformés sont souvent riches en sucre ajouté et en ingrédients artificiels. Évitez les aliments emballés, les boissons sucrées, les pâtisseries et les snacks industriels autant que possible. Optez plutôt pour des aliments frais, entiers et non transformés. Ces aliments sont souvent riches en sucre ajouté, en ingrédients artificiels et en additifs nocifs pour la santé. Les aliments ultra-transformés comprennent les produits emballés, les boissons sucrées, les pâtisseries industrielles, les snacks transformés et d'autres produits préparés de manière industrielle. Ils sont souvent caractérisés par leur longue liste d'ingrédients, dont certains sont difficiles à prononcer ou à reconnaître. Ces aliments sont conçus pour être pratiques, durables et attrayants sur le plan gustatif, mais ils peuvent être néfastes pour notre santé. L'un des principaux problèmes des aliments ultra-transformés est leur teneur élevée en sucre ajouté. Le sucre est souvent utilisé comme agent de saveur et d'appétence pour rendre ces aliments plus attrayants. Cependant, une consommation excessive de sucre ajouté est associée à un risque accru d'obésité, de diabète de type 2, de maladies cardiovasculaires et d'autres problèmes de santé. De plus, les aliments ultra-transformés contiennent souvent des ingrédients artificiels tels que les colorants, les arômes artificiels, les édulcorants artificiels et les conservateurs. Ces substances peuvent avoir des effets néfastes sur notre santé à long terme. Certains édulcorants artificiels, par exemple, peuvent perturber notre métabolisme du sucre et contribuer à des envies de sucre accrues. Opter pour des aliments frais, entiers et non transformés est une alternative plus saine. Les fruits et légumes frais, les protéines maigres, les grains entiers, les légumineuses et les produits laitiers non transformés fournissent des nutriments essentiels et des fibres alimentaires qui favorisent une alimentation équilibrée. Ils sont naturellement faibles en sucre ajouté et en ingrédients artificiels, ce qui en fait des choix plus sains pour notre santé.

Cela ne signifie pas que vous devez éliminer complètement les aliments transformés de votre alimentation. Il s'agit plutôt de faire des choix éclairés et de limiter votre consommation d'aliments ultra-transformés. Lorsque vous faites vos courses, privilégiez les aliments frais et non transformés. Lisez attentivement les étiquettes nutritionnelles pour repérer les sucres ajoutés et les ingrédients artificiels. Optez pour des alternatives plus saines, comme préparer vos propres collations à partir d'ingrédients naturels, cuisiner vos repas à partir de zéro et choisir des boissons non sucrées comme l'eau ou les tisanes.

En évitant les aliments ultra-transformés, vous réduisez votre exposition au sucre ajouté et aux ingrédients artificiels, ce qui contribue à une alimentation plus saine et équilibrée. Vous favorisez ainsi votre bien-être général et vous prenez soin de votre santé à long terme.

Trouvez des alternatives satisfaisantes : Lorsque vous ressentez une envie de sucre, il est important de trouver des alternatives saines et satisfaisantes pour satisfaire votre palais sans compromettre votre objectif de réduire votre consommation de sucre. Heureusement, il existe de nombreuses options délicieuses qui peuvent vous aider à apaiser vos envies tout en adoptant une alimentation plus saine. Une alternative naturelle et nourrissante aux bonbons et aux confiseries sucrées est de se tourner vers les fruits frais ou les fruits secs. Les fruits frais, tels que les baies juteuses, les tranches d'ananas sucrées ou les quartiers d'orange juteux, sont riches en saveurs sucrées naturelles et regorgent de vitamines, de minéraux et de fibres bénéfiques pour la santé. Les fruits secs, comme les dattes, les figues ou les abricots secs, sont également une option pratique et portable pour satisfaire une envie de sucre. Lorsque vous avez envie d'un dessert sucré, il existe de nombreuses options saines à base de fruits. Par exemple, vous pouvez préparer une salade de fruits colorée et rafraîchissante en mélangeant une variété de fruits frais coupés en morceaux. Les yaourts nature avec une touche de miel ou de sirop d'érable peuvent également être une alternative satisfaisante aux desserts sucrés. Vous pouvez les garnir de fruits frais, de noix concassées ou de graines pour ajouter une texture croquante et une saveur supplémentaire. Lorsque vous souhaitez ajouter de la douceur à vos plats sans sucre ajouté, explorez les saveurs naturelles. La cannelle est une épice chaude et parfumée qui peut apporter une note sucrée et agréable à vos plats, comme les flocons d'avoine, les compotes de fruits ou les smoothies. La vanille est une autre option délicieuse qui peut rehausser la saveur naturelle des aliments. Utilisez de l'extrait de vanille pur pour ajouter une douceur subtile à vos préparations culinaires. La noix de coco, qu'elle soit utilisée sous forme de copeaux, de lait de coco ou d'huile de coco, offre une saveur douce et exotique qui peut être utilisée pour sucrer naturellement vos recettes. En trouvant des alternatives satisfaisantes, vous pouvez satisfaire vos envies de sucre de manière plus saine et consciente. Ces options vous permettent de profiter de saveurs sucrées tout en évitant les sucres ajoutés et les ingrédients artificiels présents dans de nombreux produits sucrés transformés. L'objectif est de reprogrammer votre palais pour apprécier la douceur naturelle des aliments tout en vous nourrissant de manière équilibrée et nourrissante.

N'hésitez pas à expérimenter avec différentes combinaisons de saveurs et à explorer de nouvelles recettes pour trouver des alternatives qui vous plaisent. En adoptant ces choix alimentaires plus sains et satisfaisants, vous contribuerez à réduire votre consommation de sucre tout en prenant soin de votre santé et en vous sentant bien dans votre corps.

Pratiquez la modération : Il est important d'adopter une approche équilibrée et réaliste. Vous n'avez pas à éliminer complètement le sucre, mais plutôt à le consommer avec modération. Autorisez-vous des plaisirs occasionnels, mais gardez-les comme des exceptions plutôt que des habitudes quotidiennes.

Trouvez du soutien : Entourez-vous de personnes qui partagent vos objectifs de réduction du sucre. Rejoignez des groupes de soutien, trouvez un partenaire de motivation ou consultez un professionnel de la santé spécialisé dans la nutrition. Le soutien social peut faire toute la différence dans votre parcours vers une vie moins sucrée.

Rappelez-vous que gérer les envies de sucre et éviter les rechutes est un processus progressif. Soyez bienveillant envers vous-même, acceptez les éventuels écarts et concentrez-vous sur les progrès que vous réalisez. Avec de la persévérance, de la détermination et des astuces pratiques, vous pouvez surmonter les envies de sucre et maintenir un mode de vie équilibré et sain.

CHAPITRE VI :

Adopter un mode de vie sain

18) L'importance de l'activité physique et de la gestion du stress dans le processus de guérison

Dans le cadre de l'adoption d'un mode de vie sain, l'activité physique et la gestion du stress jouent un rôle crucial dans le processus de guérison de l'addiction au sucre. Voici pourquoi ces deux aspects sont essentiels :

- **L'activité physique** : L'exercice régulier présente de nombreux avantages pour la santé, notamment lorsqu'il s'agit de réduire la dépendance au sucre. Lorsque vous vous engagez dans une activité physique, votre corps libère des endorphines, des hormones du bien-être qui peuvent aider à réduire les envies de sucre et à améliorer votre humeur. De plus, l'exercice favorise une meilleure régulation de la glycémie et contribue à maintenir un poids santé, ce qui peut réduire le risque de développer des problèmes de santé liés à la consommation excessive de sucre. Trouvez une activité physique que vous aimez, qu'il s'agisse de la marche, de la course, du yoga, de la danse ou de toute autre forme d'exercice, et intégrez-la régulièrement à votre routine pour soutenir votre processus de guérison.

- **La gestion du stress** : Le stress peut être un déclencheur majeur des envies de sucre. Lorsque nous sommes stressés, notre corps libère des hormones du stress telles que le cortisol, qui peuvent augmenter nos envies de sucre pour obtenir un soulagement temporaire. Apprendre à gérer le stress de manière saine est donc essentiel dans le processus de guérison. Trouvez des techniques de gestion du stress qui vous conviennent, comme la méditation, la respiration profonde, le yoga, la pratique de loisirs créatifs, le temps passé en nature ou la relaxation musculaire. En prenant le temps de vous détendre et de vous ressourcer, vous pouvez réduire les envies de sucre causées par le stress et maintenir une meilleure stabilité émotionnelle.

En adoptant un mode de vie sain, il est important de considérer l'activité physique et la gestion du stress comme des piliers essentiels pour soutenir votre processus de guérison de l'addiction au sucre. Ces deux aspects travaillent en synergie pour renforcer votre bien-être global et vous aider à maintenir une relation équilibrée avec la nourriture. N'oubliez pas que chaque petit pas compte, que ce soit en intégrant une activité physique régulière dans votre emploi du temps ou en trouvant des techniques de gestion du stress qui vous apaisent. Avec de la persévérance et une approche holistique, vous pouvez adopter un mode de vie sain et épanouissant, libéré de l'emprise du sucre.

19) Les techniques de relaxation et de méditation pour aider à surmonter les envies de sucre.

Dans le cadre de la gestion des envies de sucre, l'utilisation de techniques de relaxation et de méditation peut être un outil précieux pour aider à surmonter ces envies et maintenir une relation équilibrée avec la nourriture. Voici quelques techniques qui peuvent être bénéfiques :

-   **La relaxation musculaire progressive** : Cette technique consiste à détendre progressivement les muscles du corps en les contractant puis en les relâchant. Commencez par les muscles de vos pieds et remontez progressivement jusqu'à votre tête, en prenant conscience de chaque sensation de détente et de relâchement. La relaxation musculaire progressive peut vous aider à détendre votre corps et à calmer votre esprit, réduisant ainsi les envies de sucre associées au stress ou à l'anxiété.

- **La méditation de pleine conscience** : La méditation de pleine conscience est une pratique puissante qui peut vous aider à développer une relation plus consciente avec vos envies de sucre. Lorsque ces envies surgissent, il est souvent difficile de résister à l'impulsion de les satisfaire immédiatement. Cependant, la méditation de pleine conscience vous offre un espace pour observer ces envies sans y céder immédiatement, vous permettant ainsi de développer une réponse plus réfléchie. Pour pratiquer la méditation de pleine conscience face aux envies de sucre, trouvez un endroit calme où vous pourrez vous asseoir confortablement. Fermez les yeux et portez votre attention sur votre respiration, en vous concentrant sur les sensations de l'air qui entre et sort de votre corps. Laissez vos pensées se calmer et ramenez doucement votre attention à l'instant présent. Lorsque les envies de sucre se manifestent, ne les jugez pas et ne cherchez pas à les supprimer. Au contraire, observez-les simplement, en notant les sensations corporelles et les pensées qui les accompagnent. Par exemple, vous pouvez remarquer une sensation de vide dans l'estomac ou des pensées récurrentes sur un aliment sucré spécifique. En observant ces envies de sucre avec une attitude de curiosité et d'acceptation, vous développez une plus grande conscience de vos schémas de pensées et de vos réactions automatiques face aux envies. Vous réalisez que ces envies sont impermanentes et que vous avez le choix de ne pas y céder immédiatement. Cette prise de conscience vous donne le pouvoir de faire un choix plus éclairé.
- En pratiquant régulièrement la méditation de pleine conscience, vous renforcez votre capacité à être présent et à observer vos envies de sucre sans y réagir impulsivement. Vous cultivez une réponse plus réfléchie et consciente, vous permettant ainsi de faire des choix alimentaires plus alignés avec vos objectifs

de réduction de sucre. Il est important de noter que la méditation de pleine conscience est une pratique personnelle et que les résultats peuvent varier d'une personne à l'autre. Il peut être utile de commencer par de courtes sessions de méditation et d'augmenter progressivement la durée au fur et à mesure que vous vous sentez à l'aise. Vous pouvez également trouver des ressources telles que des applications de méditation guidée ou des cours en ligne pour vous accompagner dans votre pratique.

- En incorporant la méditation de pleine conscience dans votre routine, vous développez une plus grande conscience de vos envies de sucre et vous cultivez une réponse plus réfléchie. Cela vous permet de prendre des décisions alimentaires plus conscientes et de réduire progressivement votre consommation de sucre de manière durable

- **La respiration consciente** : La respiration consciente est une technique simple mais puissante qui peut vous aider à apaiser le corps et l'esprit lorsque les envies de sucre se manifestent. En vous concentrant sur votre respiration, vous pouvez créer un espace de calme intérieur et réduire l'impact des envies de sucre sur votre comportement alimentaire. Commencez par prendre une inspiration profonde par le nez, en sentant l'air entrer dans vos poumons. Remarquez comment votre abdomen se soulève et se détend avec chaque inspiration. Puis, expirez doucement par la bouche, en relâchant progressivement l'air.

- Focalisez votre attention sur les sensations de votre respiration, en observant le flux d'air qui entre et sort de votre corps. Ressentez les sensations de l'air frais qui pénètre vos narines et l'apaisement qui accompagne chaque expiration. Soyez pleinement présent à chaque inspiration et expiration, en vous laissant emporter par ce mouvement régulier.

- Pendant que vous respirez consciemment, vous pouvez également noter les sensations corporelles liées à vos envies de sucre. Peut-être remarquez-vous une tension dans votre estomac ou des picotements dans votre bouche. Soyez simplement conscient de ces sensations, sans jugement ni réaction immédiate.

- En vous concentrant sur votre respiration, vous créez un espace de détachement vis-à-vis de vos envies de sucre. Vous vous offrez la possibilité de les observer sans y accorder trop d'importance ou d'y réagir impulsivement. Cette pratique vous permet de développer une plus grande conscience de vos envies et de faire des choix alimentaires plus conscients et équilibrés.

- Il est important de souligner que la respiration consciente n'élimine pas les envies de sucre, mais elle vous offre une manière d'y faire face de manière plus calme et réfléchie. Elle vous aide à renforcer votre résistance face à ces envies, en vous permettant de les observer sans vous y identifier complètement.

- La pratique régulière de la respiration consciente peut également contribuer à réduire le stress et l'anxiété, qui sont souvent associés aux envies de sucre. En apaisant votre esprit et en cultivant un état de calme intérieur, vous pouvez diminuer votre dépendance au sucre comme moyen de soulagement émotionnel.

- Intégrez la respiration consciente dans votre quotidien, notamment lorsque les envies de sucre se manifestent. Prenez quelques instants pour vous recentrer, pour vous connecter à votre souffle et pour accueillir ces envies sans vous laisser emporter par elles. Avec le temps, vous développerez une plus grande maîtrise de vos choix alimentaires et vous pourrez réduire progressivement votre consommation de sucre de manière plus consciente et durable.

- **La visualisation positive** : La respiration consciente est une technique simple mais très intéressante qui peut vous aider à apaiser le corps et l'esprit lorsque les envies de sucre se manifestent. En vous concentrant sur votre respiration, vous pouvez créer un espace de calme intérieur et réduire l'impact des envies de sucre sur votre comportement alimentaire.

Lorsque vous ressentez une envie de sucre, prenez quelques instants pour vous recentrer en vous concentrant sur votre respiration. Trouvez un endroit calme où vous pourrez vous asseoir confortablement. Fermez les yeux si vous le souhaitez, ou baissez simplement le regard pour éviter les distractions.

Commencez par prendre une inspiration profonde par le nez, en sentant l'air entrer dans vos poumons. Remarquez comment votre abdomen se soulève et se détend avec chaque inspiration. Puis, expirez doucement par la bouche, en relâchant progressivement l'air.

Focalisez votre attention sur les sensations de votre respiration, en observant le flux d'air qui entre et sort de votre corps. Ressentez les sensations de l'air frais qui pénètre vos narines et l'apaisement qui accompagne chaque expiration. Soyez pleinement présent à chaque inspiration et expiration, en vous laissant emporter par ce mouvement régulier.

Pendant que vous respirez consciemment, vous pouvez également noter les sensations corporelles liées à vos envies de sucre. Peut-être remarquez-vous une tension dans votre estomac ou des picotements dans votre bouche. Soyez simplement conscient de ces sensations, sans jugement ni réaction immédiate.

En vous concentrant sur votre respiration, vous créez un espace de détachement vis-à-vis de vos envies de sucre. Vous vous offrez la possibilité de les observer sans y accorder trop d'importance ou d'y réagir impulsivement. Cette pratique vous permet de développer une plus grande conscience de vos envies et de faire des choix alimentaires plus conscients et équilibrés.

Il est important de souligner que la respiration consciente n'élimine pas les envies de sucre, mais elle vous offre une manière d'y faire face de manière plus calme et réfléchie. Elle vous aide à renforcer votre résistance face à ces envies, en vous permettant de les observer sans vous y identifier complètement.

La pratique régulière de la respiration consciente peut également contribuer à réduire le stress et l'anxiété, qui sont souvent associés aux envies de sucre. En apaisant votre esprit et en cultivant un état de calme intérieur, vous pouvez diminuer votre dépendance au sucre comme moyen de soulagement émotionnel.

Intégrez la respiration consciente dans votre quotidien, notamment lorsque les envies de sucre se manifestent. Prenez quelques instants pour vous recentrer, pour vous connecter à votre souffle et pour accueillir ces envies sans vous laisser emporter par elles. Avec le temps, vous développerez une plus grande maîtrise de vos choix alimentaires et vous pourrez réduire progressivement votre consommation de sucre de manière plus consciente et durable.

En utilisant ces techniques de relaxation et de méditation, vous pouvez développer des outils puissants pour surmonter les envies de sucre. Pratiquez-les régulièrement et soyez patient avec vous-même. La gestion des envies de sucre est un processus progressif, mais avec le temps et la pratique, vous renforcerez votre capacité à faire des choix alimentaires conscients et équilibrés.

20) Les conseils pour maintenir une bonne hygiène de sommeil et soutenir la santé globale.

Maintenir une bonne hygiène de sommeil est essentiel pour soutenir la santé globale, y compris dans le cadre de la gestion de la consommation de sucre. Voici quelques conseils pour vous aider à adopter une bonne hygiène de sommeil :

- **Établir une routine de sommeil** : Essayez d'aller vous coucher et de vous lever à des heures régulières, même les week-ends. Une routine cohérente aide à réguler votre horloge interne et favorise un meilleur sommeil.
- **Créer un environnement propice au sommeil** : Assurez-vous que votre chambre est calme, sombre et fraîche. Utilisez des rideaux occultants, des bouchons d'oreille ou des masques de sommeil si nécessaire. Investissez dans un matelas et des oreillers confortables pour favoriser un sommeil réparateur.
- **Limiter les stimulants avant le coucher** : Évitez la consommation de caféine, d'alcool et de nicotine quelques heures avant de vous coucher, car ils peuvent perturber votre sommeil. Privilégiez plutôt des tisanes relaxantes ou du lait chaud.
- **Éviter les écrans avant le coucher** : La lumière bleue émise par les écrans d'ordinateur, de télévision et de smartphone peut interférer avec votre sommeil. Évitez d'utiliser ces appareils au moins une heure avant de vous coucher. Optez plutôt pour des activités relaxantes comme la lecture, la

méditation ou la pratique de la respiration profonde.

- **Créer une routine de détente avant le coucher** : Mettez en place une routine relaxante avant de vous coucher pour signaler à votre corps qu'il est temps de se préparer au sommeil. Cela peut inclure des activités telles que prendre un bain chaud, pratiquer des exercices de relaxation, lire un livre apaisant ou écouter de la musique relaxante.
- **Faire de l'exercice régulièrement** : L'exercice régulier peut favoriser un sommeil de meilleure qualité. Cependant, évitez de faire de l'exercice intense trop près de l'heure du coucher, car cela peut vous rendre trop énergique pour dormir. Essayez plutôt de faire de l'exercice plus tôt dans la journée.
- **Gérer le stress** : Le stress peut perturber votre sommeil. Apprenez des techniques de gestion du stress telles que la méditation, la relaxation musculaire et la respiration profonde pour vous aider à vous détendre avant de vous coucher.

En adoptant ces conseils pour maintenir une bonne hygiène de sommeil, vous pouvez améliorer la qualité de votre sommeil et soutenir votre santé globale. Un sommeil adéquat contribue à une meilleure gestion des envies de sucre en régulant les hormones qui influencent l'appétit et la satiété, ce qui vous aide à prendre des décisions alimentaires plus éclairées.

CONCLUSION

- **Récapitulation des étapes clés pour guérir du sucre.**

En conclusion, la guérison du sucre est un processus qui demande de la patience, de la persévérance et de la détermination. Voici un récapitulatif des étapes clés pour vous aider à vous libérer de l'addiction au sucre :

Prise de conscience : Prenez conscience de votre consommation de sucre et des effets néfastes qu'elle peut avoir sur votre santé physique et mentale. Comprenez les mécanismes de l'addiction au sucre et les raisons pour lesquelles vous souhaitez vous en libérer.

Motivation : Trouvez votre motivation personnelle pour réduire votre consommation de sucre. Identifiez les avantages et les bénéfices d'une alimentation équilibrée et d'un mode de vie sain. Fixez-vous des objectifs réalistes et mesurables.

Éducation : Informez-vous sur les différents types de sucres, leurs effets sur le corps et les aliments dans lesquels ils se trouvent. Apprenez à lire les étiquettes nutritionnelles et à repérer les sucres ajoutés et les édulcorants cachés.

Réduction progressive : Adoptez une approche progressive pour réduire votre consommation de sucre. Commencez par éliminer les aliments les plus sucrés et remplacez-les par des alternatives plus saines. Réduisez progressivement votre consommation de sucre dans les boissons et les desserts.

Alimentation équilibrée : Adoptez une alimentation équilibrée et nutritive. Privilégiez les aliments entiers tels que les fruits, les légumes, les protéines maigres, les céréales complètes et les graisses saines. Assurez-vous d'inclure une variété d'aliments pour obtenir tous les nutriments dont votre corps a besoin.

Gestion des envies : Utilisez des techniques de relaxation, de méditation et de respiration consciente pour gérer les envies de sucre. Apprenez à reconnaître les signaux de faim et de satiété de votre corps et écoutez ses besoins réels.

Mode de vie sain : Intégrez l'activité physique régulière dans votre routine quotidienne. Faites de l'exercice de manière plaisante et adaptée à vos préférences. Gérez le stress et veillez à une bonne hygiène de sommeil.

Soutien social : Cherchez le soutien de votre famille, de vos amis ou rejoignez des groupes de soutien pour partager vos expériences et obtenir du soutien moral. Partagez vos réussites et vos défis avec d'autres personnes qui traversent le même chemin.

En suivant ces étapes clés, vous pouvez progressivement vous libérer de l'addiction au sucre, améliorer votre santé et votre bien-être global. N'oubliez pas que chaque personne est unique, et que le chemin vers la guérison peut être différent pour chacun. Soyez patient avec vous-même et célébrez chaque petit progrès réalisé dans votre parcours vers une vie plus saine et équilibrée, sans dépendance au sucre.

- **Encouragement et motivation pour persévérer dans le changement d'habitudes alimentaires**

Dans cette aventure de changement d'habitudes alimentaires, je vous invite à réfléchir à la puissance de votre propre détermination et à l'impact que cela peut avoir sur votre vie. Vous êtes en train de prendre le contrôle de votre alimentation, de votre santé et de votre bien-être d'une manière inspirante et courageuse.

Changer ses habitudes alimentaires peut sembler intimidant, mais chaque choix que vous faites pour vous nourrir de manière équilibrée et nourrissante est un acte d'amour envers vous-même. Vous méritez de vous sentir bien dans votre corps, de ressentir une énergie vibrante et de vivre une vie pleine de vitalité.

Lorsque vous faites face à des moments de tentation ou de doute, souvenez-vous de votre motivation initiale. Qu'est-ce qui vous a poussé à entreprendre ce voyage vers une alimentation plus saine ? Peut-être que c'est le désir de vous sentir plus énergique, de prévenir des problèmes de santé ou tout simplement de vous sentir bien dans votre peau. Gardez cette motivation à l'esprit et utilisez-la comme un moteur pour persévérer.

Rappelez-vous également que chaque petit pas compte. Chaque choix conscient que vous faites pour privilégier des aliments nutritifs et réduire votre consommation de sucre est une victoire en soi. Ne sous-estimez pas l'importance de ces petites actions répétées jour après jour. Elles sont la fondation solide sur laquelle vous construisez une vie plus saine et équilibrée.

Soyez indulgent envers vous-même. Le changement demande du temps et de la patience. Il est normal de faire des erreurs en cours de route ou de céder à une envie occasionnelle de sucre. Ce qui importe, c'est de ne pas laisser ces moments vous décourager. Apprenez de chaque expérience, tirez-en des leçons et utilisez-les pour renforcer votre détermination à poursuivre votre parcours vers une alimentation saine.

Enfin, je tiens à souligner l'importance de célébrer vos réussites, aussi petites soient-elles. Chaque fois que vous faites un choix alimentaire sain, félicitez-vous et reconnaissez l'impact positif que cela a sur votre santé et votre bien-être. Permettez-vous d'être fier de chaque étape franchie et utilisez cette fierté comme une source de motivation pour continuer à progresser.

Vous êtes sur le point de créer une nouvelle réalité pour vous-même, une réalité où vous êtes en harmonie avec votre corps, où vous prenez soin de votre santé et où vous vous épanouissez pleinement. Continuez à avancer avec détermination, en sachant que chaque jour est une opportunité de renforcer votre engagement envers votre bien-être.

N'oubliez jamais que vous avez le pouvoir de transformer votre relation avec la nourriture et de créer une vie équilibrée et saine. Vous êtes en train de devenir la meilleure version de vous-même, et c'est une réussite dont vous pouvez être fier.

Alors, persévérez dans votre voyage, en sachant que vous êtes capable de réaliser des changements durables et positifs dans votre vie.

• **Message d'espoir et de bien-être pour une vie sans dépendance au sucre.**

Dans votre quête d'une vie sans dépendance au sucre, je tiens à vous transmettre un message rassurant et motivant. Vous êtes sur la bonne voie pour atteindre vos objectifs et vivre une vie épanouissante et équilibrée.

Je comprends que changer ses habitudes alimentaires peut sembler difficile, mais rappelez-vous que chaque petit pas compte. Chaque choix conscient que vous faites en faveur d'une alimentation plus saine et équilibrée vous rapproche de votre liberté vis-à-vis du sucre.

Sachez que vous n'êtes pas seul dans cette démarche. Il existe une communauté de personnes qui partagent vos défis et vos aspirations. Recherchez des sources de soutien, que ce soit en ligne, dans des groupes de discussion ou en vous entourant de personnes bienveillantes. Ensemble, vous pouvez vous encourager, vous inspirer et vous soutenir mutuellement dans votre cheminement.

Rappelez-vous également que le changement est progressif. Ne vous mettez pas la pression pour atteindre la perfection du jour au lendemain. Chaque jour est une nouvelle occasion d'apprendre, de grandir et de faire des choix alimentaires éclairés.

Faites preuve de bienveillance envers vous-même tout au long de ce processus. Soyez patient et indulgent avec vos éventuelles rechutes. Ce sont des moments d'apprentissage et d'opportunités pour vous relever avec encore plus de détermination.

Célébrez chaque victoire, peu importe sa taille. Que ce soit choisir une alternative plus saine au sucre, résister à une tentation ou vous sentir plus énergique et léger, chaque progrès mérite d'être célébré. Ces petites victoires vous donneront la motivation nécessaire pour continuer sur votre lancée.

Visualisez votre réussite et imaginez comment vous vous sentirez lorsque vous aurez atteint vos objectifs. Ressentez la joie, la vitalité et la confiance qui accompagneront votre vie sans dépendance au sucre. Utilisez cette image positive comme source de motivation lorsque vous rencontrez des moments difficiles.

Enfin, gardez à l'esprit que vous avez déjà franchi la première étape importante : la décision de changer. Vous êtes déterminé à prendre soin de vous-même et à créer une vie remplie de bien-être et de bonheur. Ne doutez pas de votre capacité à réussir, car vous êtes bien plus fort que vous ne l'imaginez.

Continuez à avancer avec confiance et persévérance. Vous méritez une vie sans dépendance au sucre, une vie où vous êtes en contrôle de vos choix alimentaires et où vous vous sentez épanoui et équilibré.

Je suis convaincu que vous êtes capable d'atteindre vos objectifs et de vivre une vie sans dépendance au sucre. Faites preuve de confiance en vous, nourrissez-vous de motivation et ne perdez jamais de vue votre vision d'une vie épanouissante et saine.

Vous êtes sur le chemin de la réussite, et je suis là pour vous soutenir tout au long de ce parcours. N'oubliez pas que vous êtes fort, résilient et capable de créer la vie que vous désirez.

Je vous souhaite tout le succès et le bonheur dans votre voyage vers une vie sans dépendance au sucre. Vous avez déjà franchi une étape importante en prenant conscience de l'impact du sucre sur votre santé et en décidant d'apporter des changements positifs à votre alimentation.

Sachez que ce chemin peut être parsemé de défis, mais chaque défi que vous surmontez vous rapproche un peu plus de votre objectif. Ayez confiance en votre capacité à persévérer, car vous êtes plus fort que vous ne le pensez.

Rappelez-vous que le processus de libération du sucre peut être une véritable transformation personnelle. Vous découvrirez de nouvelles saveurs, de nouvelles habitudes alimentaires et une nouvelle façon de vous connecter à votre corps et à votre bien-être. C'est une opportunité de redécouvrir le plaisir de manger des aliments naturels et nourrissants qui soutiennent votre santé globale.

N'oubliez pas de vous entourer de soutien et d'encouragement. Partagez votre parcours avec vos proches, trouvez des groupes de soutien en ligne ou rejoignez des communautés axées sur une alimentation saine. Ces ressources vous aideront à rester motivé et vous donneront l'occasion d'échanger des conseils et des expériences avec d'autres personnes partageant les mêmes objectifs.

Soignez votre relation avec la nourriture en cultivant la conscience de vos besoins réels. Apprenez à reconnaître les signaux de faim et de satiété de votre corps, et écoutez ces signaux pour guider vos choix alimentaires. Faites de la nourriture une source de nourriture physique et émotionnelle, plutôt qu'une échappatoire ou une récompense.

Soyez doux avec vous-même pendant ce processus. Ne vous jugez pas sévèrement en cas de petites erreurs ou de rechutes occasionnelles. Ce sont des opportunités d'apprentissage et de croissance. Restez concentré sur vos progrès et célébrez chaque étape que vous franchissez vers une vie sans dépendance au sucre.

Enfin, souvenez-vous que ce n'est pas seulement une question de restriction, mais aussi de plaisir et de bien-être. Explorez de nouvelles recettes, découvrez de nouveaux aliments et expérimentez avec des saveurs naturelles et saines. Trouvez des alternatives délicieuses au sucre qui vous satisferont et vous aideront à maintenir votre engagement envers une alimentation équilibrée.

Vous êtes sur le chemin d'une vie épanouissante, où vous êtes en contrôle de vos choix alimentaires et où votre corps et votre esprit s'épanouissent. N'abandonnez pas, car chaque jour est une nouvelle opportunité de vous rapprocher de cette réalité.

Je crois en vous et en votre capacité à atteindre vos objectifs. Vous êtes capable de vivre une vie sans dépendance au sucre, remplie de vitalité, de bien-être et de bonheur. Tenez bon et rappelez-vous que vous méritez une vie équilibrée et épanouissante.

Je vous souhaite tout le succès et la joie dans votre voyage vers une vie sans dépendance au sucre.